The Memory Activity Book

DK记忆活动工具书

有助减缓记忆力减退与失智的活动设计

〔英〕海伦·兰伯特　著

敖学恒　杨永红　主译

河南科学技术出版社

·郑州·

参译人员名单

主　审　张瑞昆　高雄长庚纪念医院

　　　　　林国徽　广州市残疾人康复中心（广州博爱医院）

主　译　敖学恒　昆明医科大学第二附属医院石林天奇医院

　　　　　杨永红　四川大学华西临床学院/华西医院

参译人员（按姓氏笔画排序）

马锡超　四川大学华西临床学院/华西医院

马嘉吟　上海中医药大学附属岳阳中西医结合医院

王　蕾　昆明医科大学

王凤怡　四川大学华西临床学院/华西医院

史东东　九如城康复医院

冯　璐　昆明长和天城康复医院

伍　娟　福建中医药大学

危昔均　南方医科大学深圳医院

刘雪枫　福建中医药大学

杨华中　湘雅博爱康复医院

杨碧珊　华盛顿大学（University of Washington）

何　雯　上海第四康复医院

宋琳琳　杭州医学院

张　琪　福建中医药大学

张子未　上海市养志康复医院（上海市阳光康复中心）

陈　倩　昆明医科大学第二附属医院

周　萍　南方医科大学深圳医院

周　晶　香港理工大学

郑雅丹　中山大学第三附属医院

耿红荔　深圳大学第一附属医院

聂天翠　广东省工伤康复医院

徐悦莹　复旦大学附属华东医院

崔婷捷　中日友好医院

蒋飞云　昆明医科大学

蒋李锋　四川护理职业学院附属医院（四川省第三人民医院）

廖宇君　广州医科大学第五附属医院

秘　书　袁小翠　昆明医科大学第二附属医院石林天奇医院

中文版序 Ⅰ

记忆障碍多发于老年人,但同时也是许多疾病可出现的症状,如阿尔茨海默病、血管性痴呆、路易体痴呆等多种疾病。最直观的记忆障碍表现在患者的日常生活中,如记不清回家的路,忘记熟悉的人,甚至不知道刷牙的步骤等。由于记忆力受损导致很多活动难以完成,严重的可能在生活自理上出现困难。目前在康复领域,治疗师对提高患者的记忆能力的训练多局限于治疗室中,例如,用卡牌、拼图、与患者的沟通交流等形式来改善患者的记忆力功能。而本书丰富了我们对失智老人照顾内容的认知,可指导陪护人员及家庭成员如何完成各项活动。书中向我们推荐了多种老年活动,它们不仅可以在治疗室中完成,还可以让患者在家中训练,与家人、朋友共同完成,贴近日常生活,真正做到"记忆来源于生活,又体现在生活"。您可以选择适合老人的活动去做,这些活动可能是之前老人熟悉的,但现在不能很好地完成,也可能是从来没有接触过的,老人不愿意尝试。但请记住能不能做好、结果怎么样都不重要,重要的是整个活动有您和家人的参与、鼓励和陪伴,就像对待您的孩子一样,充满耐心和关爱。

本书在框架、内容编排等设计上,都体现了便览性,方便查阅是本书的特色之一;其次,本书的观赏性强,图文并茂,形式活泼,尽量减少文字,增加图片,平均每页就有2张图片,让读者对各项活动有一个全面的直观了解;另外,本书的涵盖面比较广,方法多,体育锻炼、记忆重现与老年人生活中较受欢迎的许多休闲娱乐活动结合起来,充分体现了改善记忆障碍的几项核心要素;本书还兼顾了通俗性,这也是非常吸引我的另一个特色,专业的话语通俗地讲,不但读起来不枯燥晦涩,而且能激发读者了解并尝试减缓记忆力减退与失智的诸多活动设计。因此,本书不仅可以作为康复治疗师学习的参考书,还可以作为一本科普读物,给失智老人的照顾者及家人指导和建议,这是非常值得我们学习和借鉴的地方。希望通过本书的指导,能使更多失智老人及其家庭摆脱焦虑和不安,享受余生美好时光。

主任医师、博士生导师 贾 杰
复旦大学附属华山医院康复医学科

中文版序 Ⅱ

记忆是我们人脑对经验过事物的识记、保持、再现或再认,它是进行思维、想象等高级心理活动的基础,是我们人脑信息加工的重要过程。在我们日常生活、休闲娱乐、社交、学习、工作等方面,记忆起着不可或缺的作用。

失智是一种因脑部受损或疾病所导致的渐进性认知功能退化,在所有类型的失智症中,大脑都会逐渐受损,症状会随着时间而恶化,且此退化的幅度远高于正常老化的进程,尤其会影响到记忆力、注意力、语言能力、解题能力。失智者往往会出现这些症状:在曾经熟悉的地方迷路或需要努力才能认出熟人;理财困难;容易忘记把东西放在哪里;经常做重复的事情;视力变化;交流困难;认知能力退化,日常生活变得困难;站不稳,活动困难;情绪或行为方式变化等。失智者将在日常生活、休闲娱乐等方面受到不同程度的影响。

康复作业治疗通过有意义、有目的的作业活动或者通过采取补偿策略和活动环境调整,改善患者个体或者群体的作业表现和参与能力。作业治疗是康复医学的重要组成部分,已成为老年人因常见疾病所致功能障碍不可或缺的治疗方法。作业治疗可提高老年人的参与能力和生活质量,实现有意义的生活,帮助老年人积极应对年老所带来的问题和障碍。针对失智者或有记忆障碍的个体,作业治疗师通过活动的设计与选择、活动任务和环境的调整,提高他们的活动参与能力,从而提高这些个体的认知技能,保持他们的身体健康,促进他们积极参加社交活动以及调节和控制自己的情绪和行为。

本书以图文并茂、循序渐进的活动步骤和详细的活动指引等独特的方式将活动的选择、设计、参与方式呈现给失智者或他们的家人和照顾者。书中有不同活动的指引,以满足不同能力的个体的需要,活动不但具备足够的挑战性,能让失智者或他们的陪伴者从中获得成就感,而且也不会因为太难而令人望而却步。同时,书中的许多活动可以与家人或朋友一同参与。

随着我国人口老龄化的到来,维持老年人的健康和提高他们的作业能力和参与能力也将是一个挑战,而且结合中国文化和国情为老年人提供作业治疗的需求不断增加,本土化作业治疗服务理念和模式将在中国不断被研究和推广。因此,本书仍有进一步改善的空间,希望专业人员结合我国文化和国情,将本书中的活动设计、选择及调整的理念和原则运用于国内类似人群,从而使我们的活动设计更加符合和满足国内人群的需求。

主任医师、博士生导师 姚黎清
昆明医科大学第二附属医院康复医学科

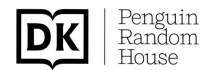

Original Title: The Memory Activity Book

Copyright © Dorling Kindersley Limited, 2018

A Penguin Random House Company

本书由英国多林·金德斯利有限公司授权河南科学技术出版社在中国大陆独家出版发行。

备案号：豫著许可备字-2020-A-0070

图书在版编目（CIP）数据

DK记忆活动工具书 /（英）海伦·兰伯特著；敖学恒，杨永红主译.— 郑州：河南科学技术出版社，2021.5

ISBN 978-7-5725-0359-7

Ⅰ.①D… Ⅱ.①海… ②敖… ③杨… Ⅲ.①阿尔茨海默病—辅助疗法 Ⅳ.①R749.105

中国版本图书馆CIP数据核字(2021)第046995号

出版发行：河南科学技术出版社
　　　　　地址：郑州市郑东新区祥盛街27号　　邮编：450016
　　　　　电话：（0371）65737028　　65788613
　　　　　网址：www.hnstp.cn
策划编辑：刘　欣
责任编辑：梁　娟
责任校对：葛鹏程
封面设计：张　伟
责任印制：张艳芳
印　　刷：鸿博昊天科技有限公司
经　　销：全国新华书店
开　　本：889 mm×1 194 mm　1/16　　印张：13.5　　字数：290千字
版　　次：2021年5月第1版　　2021年5月第1次印刷
定　　价：98.00元

如发现印、装质量问题，影响阅读，请与出版社联系并调换。

For the curious
www.dk.com

请注意

本书中的活动建议基于作者的研究，但作者不参与向读者提供有关医疗或其他事项的单独建议。每位读者应意识到失智患者进行活动的能力（或活动可以进行的程度）随着时间推移会逐渐减弱，因此患者的能力及可采取的活动应经常重新进行评估。读者应注意在采纳本书的任何活动建议之前都要考虑患者的能力。在进行练习之前，读者应咨询医生的意见。若因使用本书中的信息对读者造成了损失、伤害，出版人概不负责。

目录

序言

2004年，当我的母亲（现已故）初次被诊断为失智时，我发现自己并不清楚应如何去帮助她。我对这种疾病一无所知，更不了解如何让每一天变得特别；在抗衡无法避免的记忆力丧失的过程中，她的每一个清醒时刻都是可以共享的成功经验。渐渐地，通过反复尝试和犯错，以及来自朋友们和阿尔茨海默病协会的同事们的宝贵建议，我意识到了无论我们一起做了什么，重要的是那一刻的快乐。明天她可能就会忘记我们在达特穆尔国家公园的散步和野餐，忘记我们的探险之旅或下午一起看电视的时光，但是没有关系，因为在活动进行时，她很享受那一刻。明天她可能会有其他的让我们共享时光的机会。

这些都发生在疾病的后期阶段。在接下来的岁月里，我非常清楚保持她的身体健康和认知水平至关重要，以减缓她不可避免的记忆力衰退速度，尽可能让她长久地记住幸福快乐且长寿的人生。这个过程中有非常多的打击和失误，我一边经历一边解决。

时过境迁，我多么希望当时能有本书来指引我

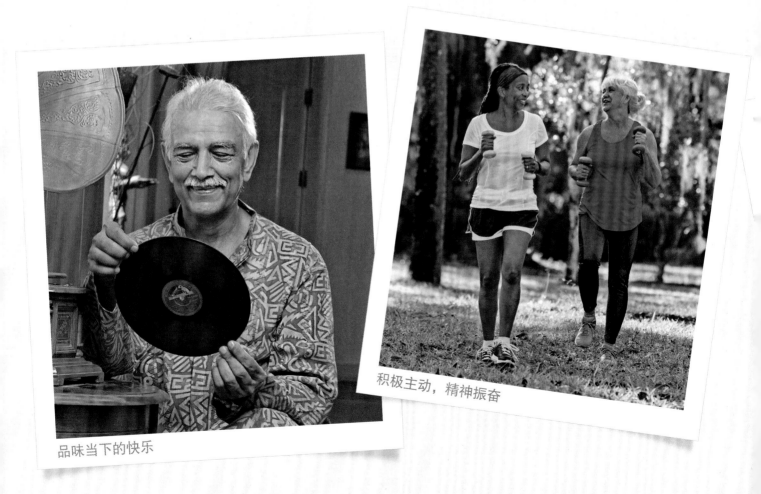

品味当下的快乐

积极主动，精神振奋

帮助母亲做更多的事情。

现在我们已经有很多方法来支持和激励身患这种残酷疾病的人们。如何能够保持记忆，挑战我们的大脑让"小小的灰色细胞"活跃，防止失智人群和他们的照顾者变得孤立和孤独，并确保他们在社会中仍然是活跃和有价值的成员，这些内容都包含在本书里边了。本书专业且细致地描述了如何支持你的亲人和挑战疾病。创新、实用的建议与一般知识相结合，为促进身体及认知的训练提供了指导，包括学习新的技能同时保留过去习得的技能，发掘音乐和创意艺术的强大作用等。失智对于个人、他的整个家庭乃至朋友圈来说都是痛苦和挑战。有了本书，希望人们在面对这些挑战时能够少些畏惧。

安吉拉·里彭（Angela Rippon）

英国二等勋位爵士头衔（CBE）获勋人，英国阿尔茨海默病协会大使，作家，记者，电视节目主持人

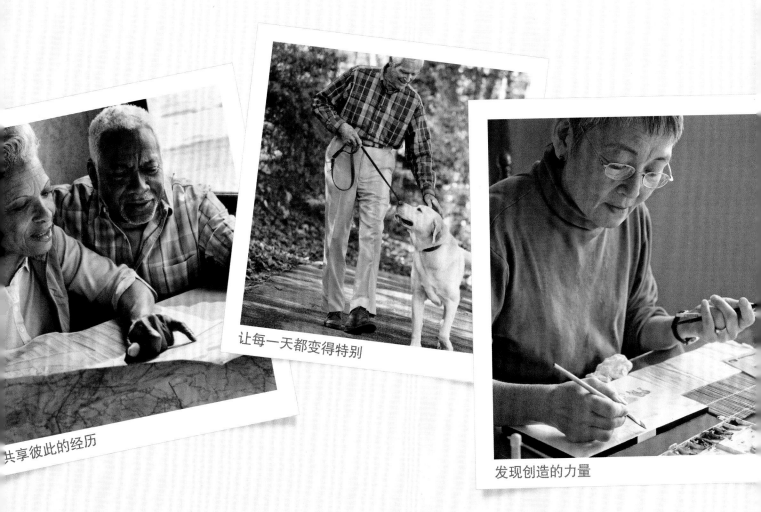

共享彼此的经历

让每一天都变得特别

发现创造的力量

前言

记忆是如何工作的？

人的大脑记忆比较复杂，也没有被完全弄清楚。为了记忆，整个大脑需要完成一系列的工作，以便我们可以回忆起将我们塑造成现在样子的各种事件。

短期记忆

我们有许多不同类型的记忆，发挥着不同的功能。即时记忆是无意识的，在几秒内就能通过视觉、听觉、触觉、嗅觉和味觉等获取信息，然后相关信息将被整合成短期记忆。短期记忆，也称工作记忆，其信息保存30~60秒，这足以在脑中算出一个加法算式的总和或写下一个电话号码，也可以过滤无须记住的细节。然而，短期记忆一次仅能保存5~8段信息，一旦分心就很容易遗忘。

长期记忆

在大脑皮层，长期记忆是通过大脑细胞间的连接来编码和存储的。这些连接和记忆在我们复述这些信息或涉及情感时更强。

保存记忆
关于记忆如何工作，有一个理论认为短期记忆从即时记忆中提取数据，将其组织起来，使其成为长期记忆，可以在以后的某个时刻提取。

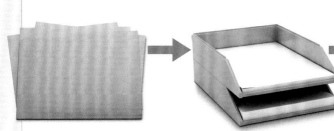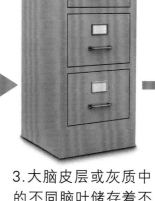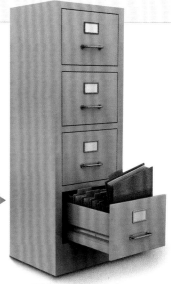

1. 大脑接收感觉到的信息，将其组织为短期记忆。

2. 大脑将记忆进行分类，并产生一条脑细胞间的电连接和化学连接链。

3. 大脑皮层或灰质中的不同脑叶储存着不同类型的编码记忆。

4. 回忆事情时会无意识地寻找和检索相关的编码记忆。

长期记忆的类型

人有几种不同类型的长期记忆，分别去记忆对应的事件、信息与情感。

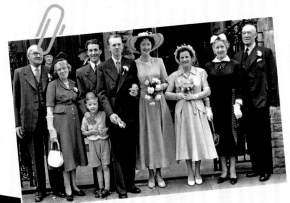

情景记忆

我们利用生活中事件或情节的记忆去记住结婚纪念日、孩子的生日、一位老师，抑或是我们早餐吃了鸡蛋这样的平常小事。

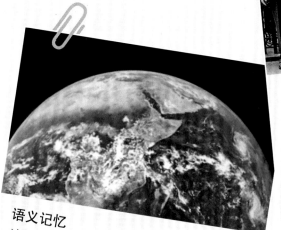

语义记忆

这种类型的记忆储存了我们的常识、多年来获得的信息与我们所知为存在的事实。例如，我们知道地球是圆的。

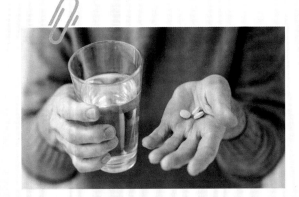

前瞻性记忆

前瞻性记忆让我们记得在未来的某一时间节点去做某件事，例如赴约或服药。

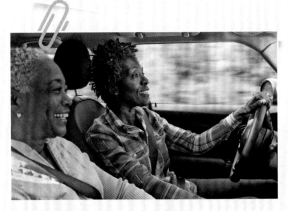

程序记忆

这种类型的记忆使我们得以使用已掌握的技能，比如驾车或泡茶。我们无须对很多日常做的事情加以考虑，但就是知道如何去做。

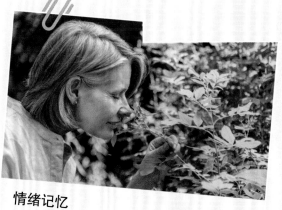

情绪记忆

我们看到、听到、触到、闻到或尝到一些让我们想起生活中某个特定时间的事物或声音、气味等时，就会触发或唤起积极的或消极的感觉，这就是情绪记忆。

什么是失智？

失智（痴呆）是一个涵盖性术语，它描述由影响脑功能的各种疾病和状况引起的症状。在所有类型的失智症中，大脑都会逐渐受损，症状会随着时间而恶化。

失智的症状

失智的症状因人而异，无法预测失智症将对你的生活有什么影响。在早期，变化不易觉察。你可能会注意到你的记忆不那么可靠了并将其归咎于年龄增长，但记忆障碍将随着时间变得越来越明显。其他的症状有：

■ 在曾经熟悉的地方迷路或需要努力才能认出熟人。

■ 理财困难。

■ 容易忘记把东西放在哪里。

■ 经常做重复的事情。

■ 视力变化。

■ 交流困难。

■ 认知能力退化，日常生活变得困难。

■ 站不稳，活动困难。

■ 情绪或行为方式变化，如沮丧或焦虑。

常见的失智类型

可能有一百多种不同类型的失智，其中阿尔茨海默病和血管性痴呆最常见。

■ **阿尔茨海默病**在数年内影响整个大脑，功能逐渐下降。 随着脑细胞死亡，大脑萎缩，影响海马体（负责短期记忆的部位），因此记忆障碍通常是最先出现的症状之一。

■ **血管性痴呆**由大脑血供中断引起。与阿尔茨海默病不同，血管性痴呆仅引起部分大脑损伤，因此大脑的某些部位不受影响。

■ **混合性痴呆**涉及阿尔茨海默病与另一种失智的混合，通常混合的是血管性痴呆。

■ **路易体痴呆**综合了与阿尔茨海默病相关的认知能力衰退和与帕金森病症状相似的表现。这些症状表现包括行动困难、身体僵硬和颤动。幻觉也是常见的症状。

■**额颞叶痴呆**最初起因于大脑前部的受损，患者会做出"出格"的举止表现。他们不再像过去一样审视自己的想法及感受，而以无约束的方式行动或说出伤害别人的话、咒骂，常见沟通困难。

脑部受影响的部位

大脑是高度复杂和专门的器官。不同部位的脑损伤会以不同的失智方式影响患者。

■**海马体**在从短期记忆中接收信息并建立新的长期记忆中至关重要。它还可以帮助我们映射一件事是如何与另一件事相关联的，以及如何从A联想到B。

■**前额叶**是大脑的一部分，可以让我们推理，做决定，权衡风险，启动序列并完成任务，控制思想和反应，审查行为举止。

■**顶叶**从感觉中解释信息，使我们能够阅读、使用数字和识别疼痛。

■**颞叶**参与记忆存储、听觉信息处理，也与情感和语言技能有关。

■**枕叶**主要与解释眼睛所见的事物相关。

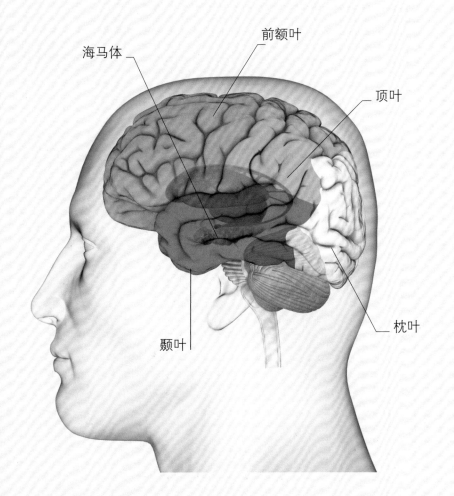

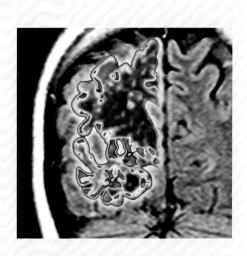

▲脑部扫描影像显示了阿尔茨海默病患者的一半大脑（橙色），将其覆盖在健康的大脑上，明显地对比出受损大脑的萎缩情形。

◄数十亿个脑细胞控制着我们的思维、感受和行动。失智的症状因损伤部位而异。

与失智共生

我们有可能减缓失智症的发展进程，也可以采取措施去减小它对我们日常生活的影响。尽管如此，症状仍然会有时好时坏的不稳定的表现。

提前计划

将注意力放在你能做的事情上，因为有意义的活动有助于保持你的生活质量和良好状态。你可以通过锻炼身体和挑战脑力的活动来减缓认知能力与记忆能力的衰退。建立生活规律可以帮助你维持自己的独立能力。准备记忆标签与标识（参见第202~205页）去提醒自己做事情或完成任务的步骤，例如使用洗衣机和标明橱柜里的物品。

利用日历本

▶利用日历本提前计划，并通过在家里放置标签去减轻迷失方向的感觉。

制作记忆标签

科技辅助

许多物品能够帮助你保持独立，它们通常基于科技手段，包括指示何时该起床的夜间/白天时钟，以及在危难时可以寻求救助的装置。安全行走技术与卫星导航系统设备相配合，使你在迷路或陷入困境时能被找到：它们可以清晰地显示你是待在家里还是在外散步。

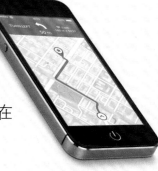

▲尝试使用手机里的导航小程序。

风险管理

随着失智症的发展，患者会觉得许多事情做起来变得愈发困难。承认这些变化，改变某些日常活动适应你不断变化的能力是很重要的。专注于你会做的事情，而不是那些你不会做的。然而，生活中做很多事情都存在风险，我们应该把将风险降到最低作为目标，而不是杜绝所有存在轻微风险的活动。你会发现有人陪着会使你感觉更加自信。

保持人际关系

通过保持积极正向的人际关系避免孤立和孤独是很重要的。这可以帮助你保持自我意识，即你对自己的身份的看法。你在任何关系中的角色都无须变化。与可以帮助你的人共享活动将使你有信心尝试新事物或继续做对你重要的事情。与家人或朋友一起参加社交活动，如玩游戏或出游，可以帮助你提高认知技能并保持沟通技能。

特别好用的小建议

整理橱柜和工作空间以便于更容易找到东西。

列出每日、每周和每月的任务清单，每做一项勾除一项。

▼与家人和朋友保持关系至关重要，因为社交使你与周围的人保持联系。

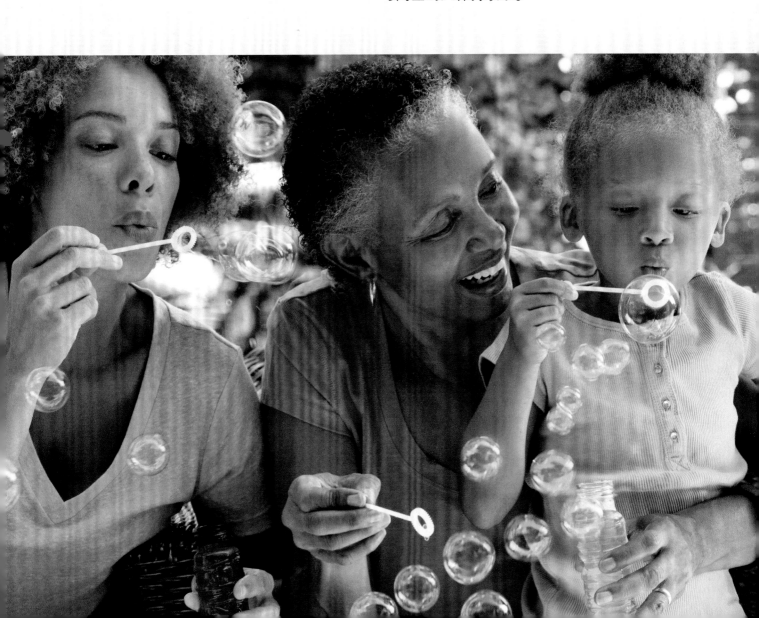

活动有何作用？

作为人类，我们有一种与生俱来的处于活跃和忙碌状态的需求。各式各样的活动，从做手工到泡一杯茶，无一不有助于我们的身心健康。缺乏活动或活动不均衡，可导致躁动或易怒。

保持身体健康

尽量多运动，可以跑步或游泳，骑自行车，参加团体运动，当然也可以是一些温和的运动，比如在花园里散步，或者在家里多走动走动。运动的好处包括：

▼骑自行车可增加流向大脑的血液，帮助保持大肌肉运动技能。

■保持身体灵活性、力量、平衡和良好的姿势。

■减轻酸痛及疼痛，也可减少跌倒的风险。

■有助心脏健康。

■增加流向大脑的血氧量，减缓认知能力下降和记忆丧失。

■增强食欲，促进消化，减少便秘造成的风险。

■改善睡眠质量。

积极参加社交活动

多参加能与家人和朋友交往的活动，可以增强信心，改善精神状态，让你感觉更好，避免让自己变得孤僻或感到孤独。如果你能定期地与朋友或家人见面，就容易建立起一个习惯或惯例。与他人一起参与活动以及与人互动可以帮助你持久地保持敏锐的沟通技巧和认知技巧。

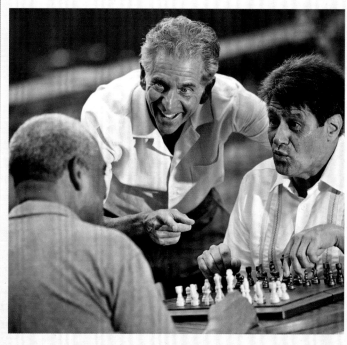

▲参加社交活动是充满乐趣的，能够帮助你维持沟通和社交技能。

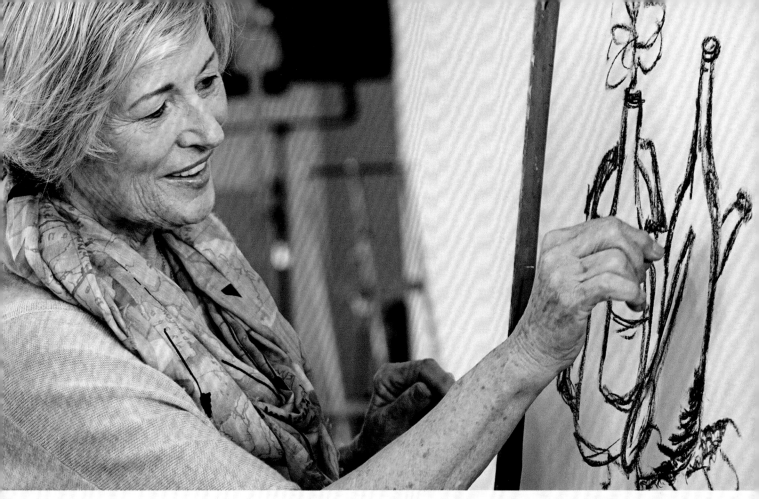

提高认知技能

大脑使用认知技能来感知世界。你可以通过参加活动去增加流至大脑的血流量，锻炼和训练你的大脑来减缓这些技能的衰退。认知能力包括：

■记忆力和沟通能力。

■注意力和集中力。

■感知——大脑如何解释从感官接收到的信息。

■视觉空间感知——大脑如何解读视觉信息和空间关系。

■执行功能，如思考、推理、决策、权衡风险以及察觉自己对他人的影响。

■大肌肉运动技能——控制好身体以做出大幅度的动作，比如走路。

■精细运动技能——控制好身体以做出一些精细的动作，比如操控一支笔。

情绪和行为

爱好和兴趣有助于探索和塑造你自己。如果停止做自己喜欢的事情，你可能会变得沮丧、紧张或焦虑。如果很难抒发这些情绪及感受，你可能会对周围的人表现得更急躁。有意义的活动能帮助你获得对自己和对生活的掌控感。

保持恰当的活动平衡

活动可以大致分成三个范畴：自理活动、生产活动和休闲活动。有些活动可以归类于多个范畴，这主要取决于你的个人偏好。你需要在这些活动中取得平衡，这对保持身心健康很重要。

寻找平衡

活动归类并不是硬性的，比如，参加瑜伽活动可以是休闲活动，但是它也可以是自理活动，因为它是照顾自己的一种方式。重要的是你要纳入那些可以在自理、生产和休闲中取得平衡的活动，从中找到最符合自己偏好的活动。

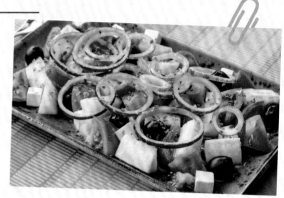

生产活动
这一类活动有助于维持自我价值感。生产活动包括所有有所产出的活动，比如做饭、种植盆栽植物或规划一次郊游。

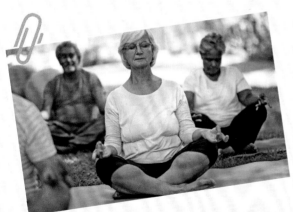

自理活动
这一类活动是指那些我们每天都做的用于照顾自己的活动，比如吃饭、打扫房间和吃药。无论是在生理上还是心理上的自我照料，都属于自理活动。

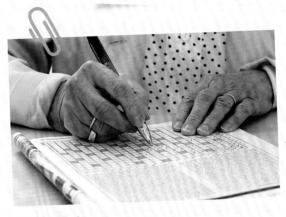

休闲活动
休闲活动是指那些在闲暇时间经常做的活动，比如外出、交友、阅读、玩字谜游戏或其他个人爱好。

如何选择合适的活动？

不同的人有不同的兴趣爱好，为了确保参与的动力以及在活动中获得最大的益处，尽量选择那些你能乐在其中的和能够吸引你的活动。坚持去做那些你经常做的活动，不断精进。如果这个活动很难，你需要选择那些符合你目前能力水平的活动（遵循"分级"原则）。

随时准备分享

你在活动中遇到困难时也可以寻求支持和帮助。通过与人分享可以帮助你坚持做那些让你愉悦的活动，同时，也能发现周边的人每天所进行的一些日常活动。然而想要维持你已经掌握的技能，必须尽量多地进行练习。

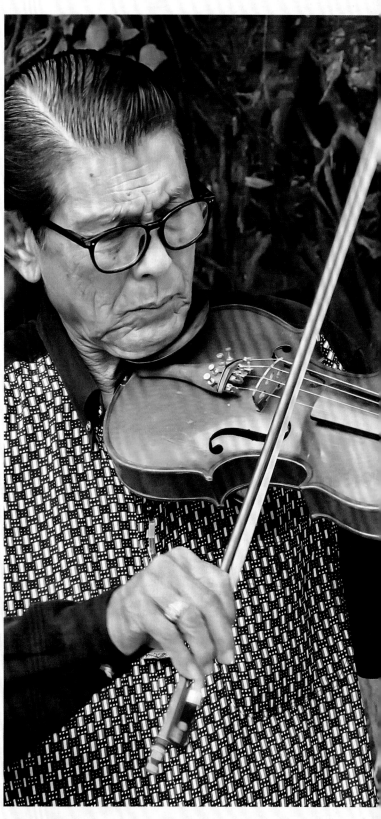

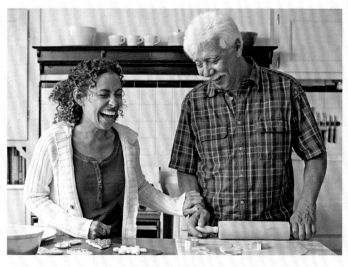

▲烹饪和烘焙可以是生产活动也可以是自理活动，如果恰好是你的个人爱好，它还可以是休闲活动。它也是一项可以跟他人分享的活动。

▲当活动变得困难的时候不要灰心。即使是一位成功的小提琴家，如果没有反复练习，他也没办法完成出色的表演，所以我们需要反复练习来维持技能。

管理好你的活动

当能力发生变化时，你也许不得不调整你的活动，或者将活动分解为几个更小的任务，使你能够继续参与进去，使活动与你当前的能力匹配。

调整活动

如果在做有意义的活动时开始感到困难，你可以考虑调整活动来适应你当前的能力。选择一个适合自己能力水平的活动。成功的关键是确保既不要高估自己的能力，尝试太具有挑战性的活动，也不要低估自己的能力而感到沮丧。

找到方法

为了调整活动以确保它们适合你，你要对完成活动所涉及的步骤有一个切实的认识。人们很容易低估某些活动的复杂性，因为你习惯于每天不假思考地去参与其中很多的活动。

理解这一点的一个方法是列出一个方法清

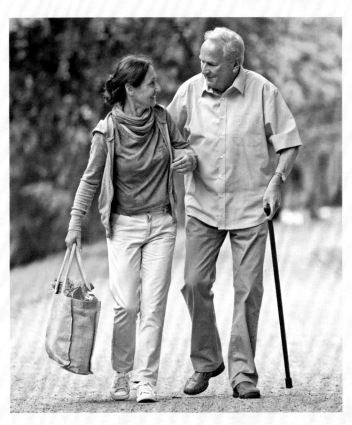

▲如果你没有手杖无法步行，那么在购物时找一个人帮你提东西。

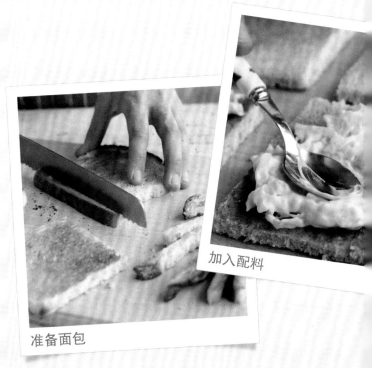

加入配料

准备面包

▲列出步骤，然后按照顺序做，让看似复杂的事情变得简单。

话题讨论

你最喜欢的户外活动

你喜欢制作美食还是把它当成家务活动?

煮一杯咖啡有多少步骤呢?

如何完成

如果你热衷于烘焙,但现在已不能遵循复杂的方法,这并不意味着你不能再烘焙了,把方法分解成简单的步骤来简化它。你也许可以和另一人合作完成,只做你感觉较为舒适

单,例如烤一个蛋糕的清单。清单会告诉你所有需要的设备、配料和一步一步的指导,以及需要做什么来完成蛋糕。大多数活动都可以用同样的方式分解成方法清单。把每天的活动分解成更小的步骤,比如泡茶、刷牙、修剪草坪或玩纸牌游戏,找到它们的方法。清单会提供成功完成该项活动所需的所有信息。

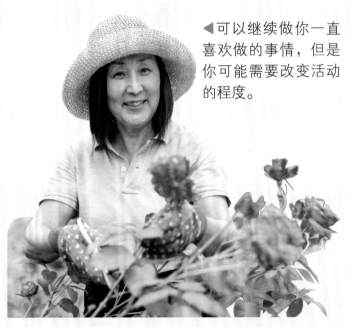

◀可以继续做你一直喜欢做的事情,但是你可能需要改变活动的程度。

的部分。如果一直喜欢园艺,你现在可能不想用电动修剪机清理树篱,但也许仍然喜欢修剪玫瑰、种植蔬菜或扫落叶。用这种方法,你可以继续做你一直在做并享受的事情,以确保成功。参与活动比结果更重要。

切块

享受美食

如何使用本书中的活动？

越来越多的证据表明，积极保持身心和社交活跃有助于维持大脑健康。多使用现有的技能，遇到困难时想办法代偿，仍然可以减缓认知障碍疾病的进展。在本书中，你会发现很多活动可以帮助你维持健康和平衡的生活。

活动选择

每一章都包括不同活动的指引，以满足不同能力的个体的需要。有些活动可能太复杂，而另一些又似乎太容易。试着从每一章中找到吸引你且与你目前的能力水平相匹配的活动。活动需要具备足够的挑战性，能让你从中获得成就感，但也不能太难，以免令人望而却步。

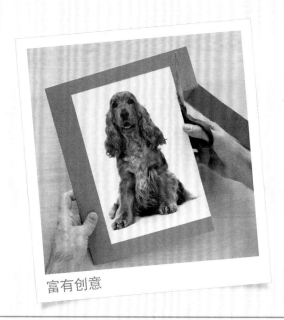

富有创意

家人和朋友

书中的许多活动可以与家人或朋友一同参与。由另一个人完成活动的一部分，而你可以做另一部分，或者你们一起完成。例如，如果你喜欢烘焙或木工，但对使用一些电器或工具缺乏信心，就可以和那些擅长的人一同来做你感到不太自信的部分。你不需要完全地排除一些活动，共享活动也有助于保持你的社会参与和社会联系。

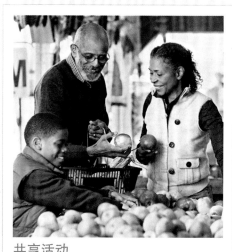

共享活动

在对的时间做对的事情

有些人在早上感觉更机敏，更能集中注意力；而另一些人更喜欢在下午活动。尽量在最适合你的时间安排活动。例如，如果你要去游泳，那么就有必要事先看看泳池什么时候比较安静。保持灵活变通，如果计划好某一天出游，结果早上醒来时却下着瓢泼大雨，或者那天你感觉状态不佳，那么最好把它推迟到下一次。

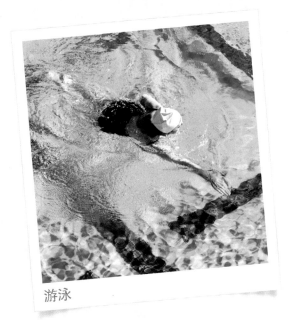

游泳

为将来计划

书中的一些活动可能会在失智后期对你有益，比如做一个感官毛毯、一个感官袖套或者记忆卡片和标识。失智前期可能不需要这些标识，但它们可以帮助你在以后的日子里减轻定向力障碍带来的功能影响。建立一个家庭例行日程可以帮助你更长时间地进行一项活动。养成使用日历的习惯，或者在提示栏上张贴待办事项提示。

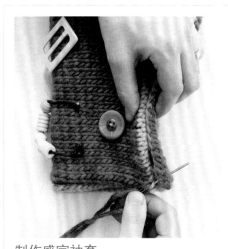

制作感官袖套

活动介绍

本书充满了让你忙碌的而且能刺激大脑的活动。对于每一项活动，你都会知道它的困难程度、完成它所需要的时间、它的类型（自理、生产或休闲），以及这项活动如何让你受益。相关的安全隐患也有提醒。使用这些指南来选择最适合你的活动。书中设置了一些讨论话题，帮助你更广泛地思考话题。

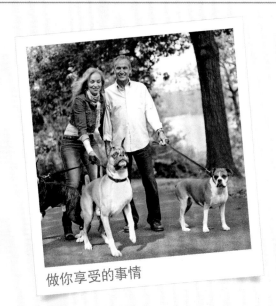

做你享受的事情

户外活动

保持活跃并参与户外活动对身心健康很重要。任何形式的体力活动，比如从体育运动到花园管理，再到公园散步或购物，都能帮助保持身体强健、柔软和灵敏。它还可以改善记忆力、食欲和睡眠质量。只是简单地身处户外便可以振作精神，让自己感觉良好。如果能与家人或朋友共同参与户外活动则是最好不过的。

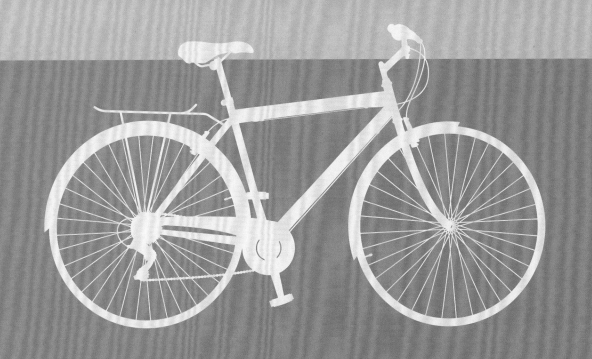

有氧运动

任何加快心率、呼吸频率以及血液中氧气循环的运动都是有氧运动。它有益于身心健康。

如何完成

有氧运动有很多，比如游泳、骑单车或团体运动，选一个你喜欢的。

■ 定时休息并多喝水以保持体内水分。吃健康的零食补充能量。

■ 将有氧运动融入日常活动，例如遛狗、做家务。

■ 强度适中，不要过度，在运动时应当还能自如地说话。

■ 即便是经常上下楼梯都可以健身，保持行走能力和平衡感。

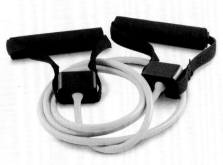

▲将抗阻训练和有氧运动结合，比如使用哑铃、弹力带，甚至可以利用自身重力。

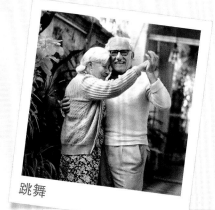
跳舞

要点

✓ 活跃性活动到温和的活动

✓ 1人或多人

✓ 自理活动/休闲活动

✓ 灵活的时间安排

✓ 难度可调整

! 在运动之前，咨询你的医生

这项活动的作用

50岁以上的人，在大多数日子里进行45~60分钟中等强度的有氧运动，其认知能力将有所改善。

• 改善脑功能，减缓记忆衰退，增强思维灵活性、工作记忆力和自制力。

• 有氧运动有助于增强心脏活力、骨骼力量、活动能力、灵活性和整体适应性。

• 改善睡眠质量。

• 有氧运动刺激大脑释放内啡肽（让人感觉良好的激素），让人感到更快乐。

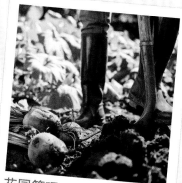
花园管理

话题讨论

你经常会做哪些运动来保持健康？

你是否看一些运动视频来让锻炼变得更有趣？

观看体育比赛或参加比赛，你更喜欢哪一个？

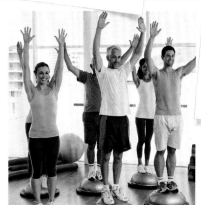
小组运动课程

◀有多种多样的有氧运动形式，可以加入小组，或到健身房，也可以自己锻炼。

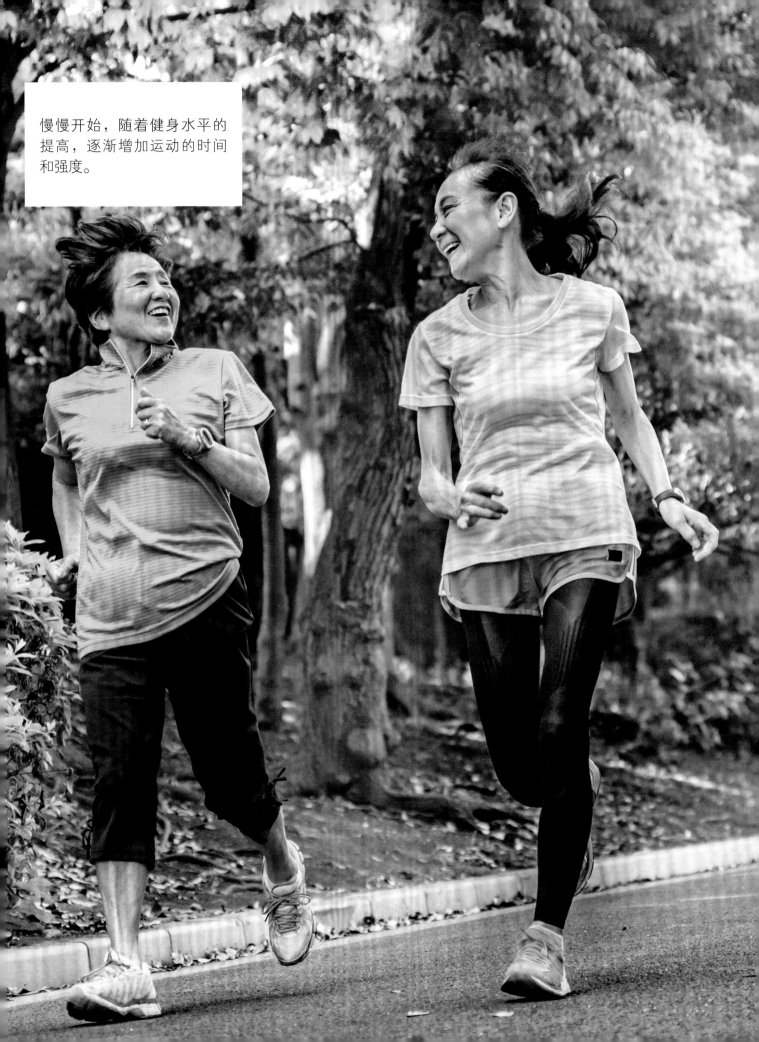

慢慢开始，随着健身水平的提高，逐渐增加运动的时间和强度。

骑自行车

如果你喜欢骑自行车并且想要持续享受这项运动，这里有一些简单方法可使这项运动适应你的能力。

如何完成

详细规划行程，如果在公路上骑自行车，则要注意安全。

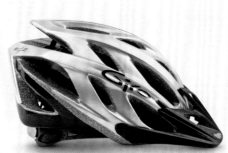

■ 确认路线，带上地图；手机上安装导航软件可以帮助导航路线和跟踪记录路程。

■ 尝试加入当地的自行车俱乐部，可以随时寻求俱乐部教练的指导和帮助。

▲ 佩戴头盔，穿反光衣，选穿合适的鞋。

■ 定时休息；多喝水保持体内水分，带一些零食补充能量。

要点

✓ 活跃性活动

✓ 1人或多人

✓ 休闲活动

✓ 灵活的时间安排

✓ 难度可调整

! 注意道路安全

! 在运动之前，咨询你的医生

这项活动的作用

骑自行车结合了有氧运动和身处户外这两个优点，所以这是一个很好的健身方法。

• 如果骑过自行车，你应该有这项技能的程序性记忆。

• 骑自行车可以维持大肌肉运动技能——活动能力、灵活性、力量与平衡能力。

• 骑自行车外出旅行会加强并运用多项认知技能，包括专注力和决策能力。

• 骑自行车让身体释放内啡肽，促进身心健康。

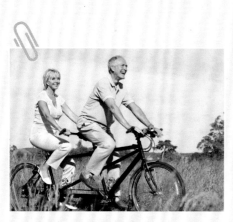

不同类型的自行车
如果你在纠结要不要骑自行车，你可以试试双人或者三人自行车。

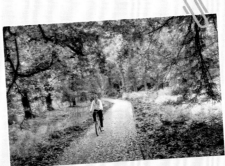

选择一条安全的路线
尽可能选择在平坦、安静的路上骑行，而不要去交通繁忙的路上。

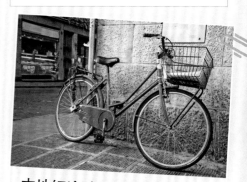

本地短途骑行
可以采用社区外出路线，例如沿着熟悉的街道骑行去商店。

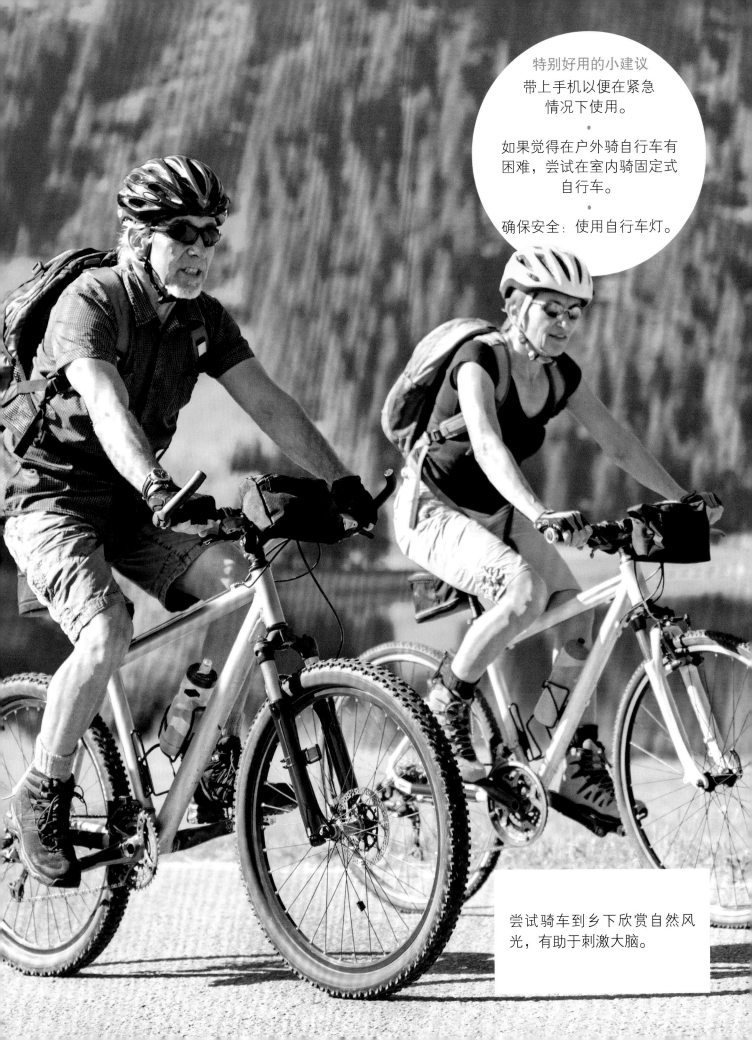

特别好用的小建议
带上手机以便在紧急
情况下使用。

如果觉得在户外骑自行车有
困难，尝试在室内骑固定式
自行车。

确保安全：使用自行车灯。

尝试骑车到乡下欣赏自然风
光，有助于刺激大脑。

游泳

游泳是一种低冲击力的、温和的有氧运动，并且是一种维持全身心健康的理想方法。

如何完成

如果你是第一次去试衣间，那么跟随别人一起去看看试衣间里的东西都在哪里，你会更有信心。

■ 避免繁忙时段，例如亲子游泳课程。

■ 检查游泳池是否容易进出，是否有坡道、宽的台阶和梯子。清晰的标示牌，柔和、反射少的灯光，以及方便使用的厕所都很有帮助。

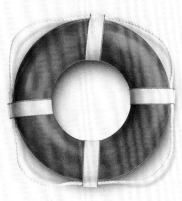

▲ 如果你有任何功能限制，可以告知救生员，让他们持续留意你。

这项活动的作用

如果有关节炎或其他平衡问题的话，游泳是很适合的运动，因为水的浮力缓冲了动作对骨骼和关节的冲击。

· 血流量增加有助于促进心脏健康和保持大脑功能。

· 此活动可以通过强化平衡功能需要的肌肉力量以降低跌倒的风险。

· 游泳有助于放松身体和精神，减轻压力和焦虑，亦有助于认知功能。

· 游泳可以振奋情绪，增加积极性和幸福感，促进深睡眠。

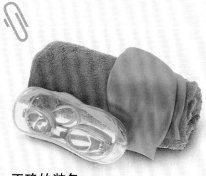

正确的装备
游泳包里装入泳衣、毛巾、护目镜、其他设备、换洗衣服以及需要的洗浴用品。

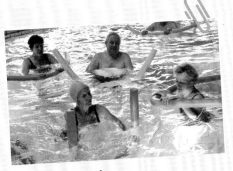

水中有氧运动
尝试水中有氧运动：水增加了阻力，使运动更有效。

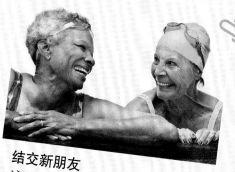

结交新朋友
泳池可以是一个用于放松、锻炼以及结交新朋友的地方。

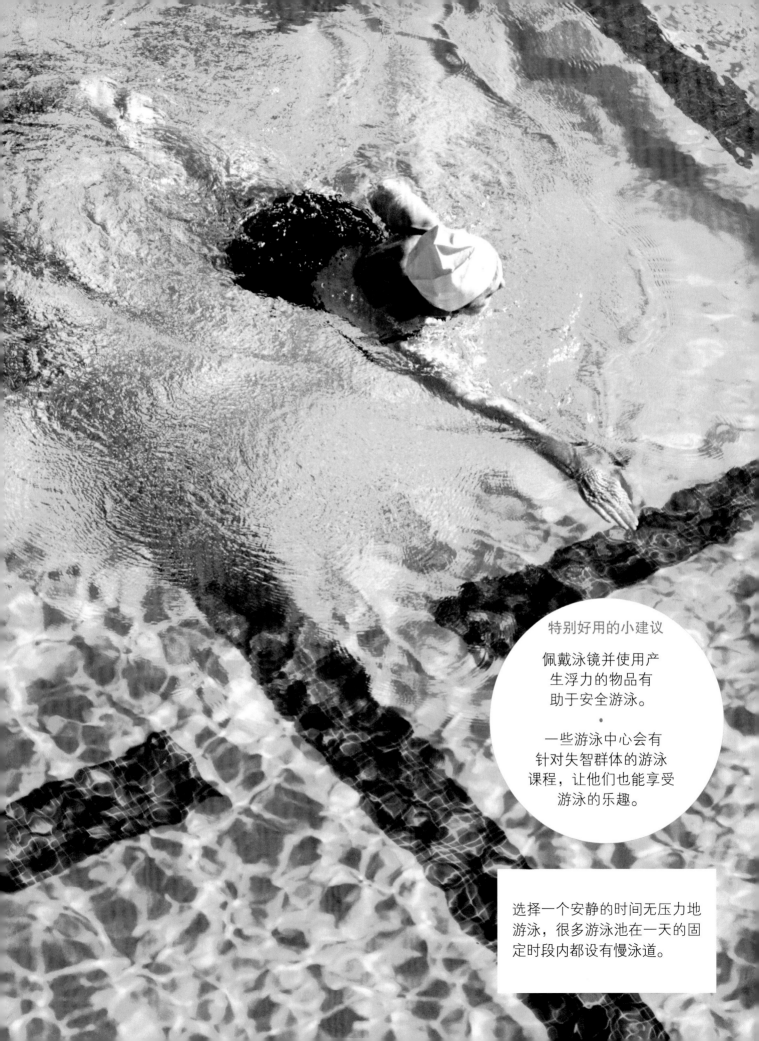

特别好用的小建议

佩戴泳镜并使用产生浮力的物品有助于安全游泳。

一些游泳中心会有针对失智群体的游泳课程，让他们也能享受游泳的乐趣。

选择一个安静的时间无压力地游泳，很多游泳池在一天的固定时段内都设有慢泳道。

拓展阅读·体育英雄

体育让人们有机会跟其他人一起在赛程上竞技他们的力量和运动技巧。随着科技的进步，体育纪录也被不断打破，但真正的体育英雄一定会被人们记住。

你是一名运动支持者还是你自己也运动？

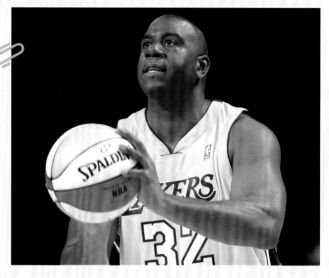

篮球

"魔术师"埃尔文·约翰逊（Earvin Johnson）是一位为洛杉矶湖人队效力的美国篮球运动员，并在1992年巴塞罗那奥运会上带领"梦之队"获得了金牌。

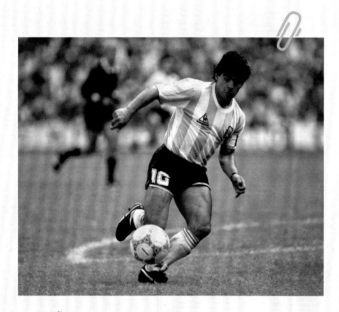

足球

迭戈·马拉多纳（Diego Maradona）带领阿根廷队赢得1986年世界杯冠军，并与巴西的贝利一起当选国际足联的"20世纪最佳球员"。

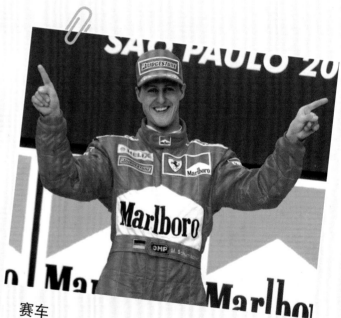

赛车

德国赛车手迈克尔·舒马赫是一级方程式赛车史上最成功的车手之一。他七次赢得一级方程式世界冠军。

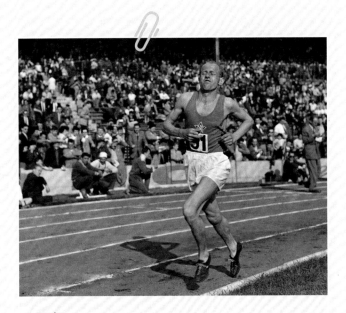

田径

捷克斯洛伐克人埃米尔·扎托佩克（1922—2000）在1952年赫尔辛基奥运会上获得了男子5000米、10000米以及马拉松3枚金牌。

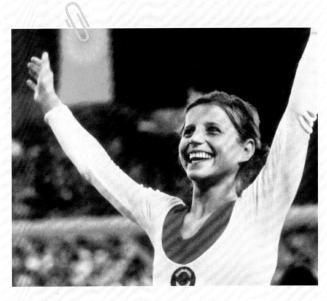

体操

17岁那年，奥尔加·科尔布特作为1972年慕尼黑奥运会苏联代表队的一员赢得了3枚金牌和1枚银牌。

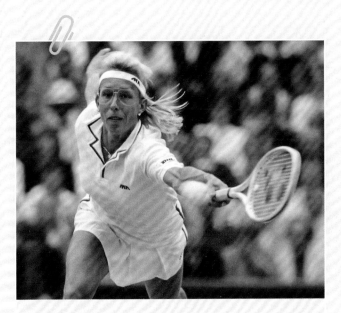

网球

前世界排名第一单打和双打选手玛蒂娜·纳芙拉蒂洛娃获得了59次大满贯冠军：18次单打冠军、31次女双冠军和10次混双冠军。

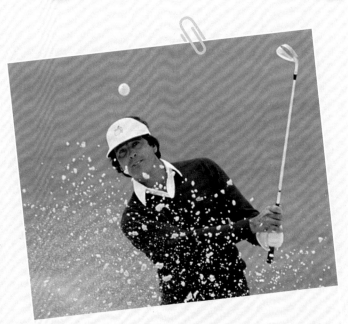

高尔夫球

西班牙高尔夫球手塞韦里亚诺·巴列斯特罗斯（1957—2011）是高尔夫运动中伟大的人物之一，在5次高尔夫大型公开赛以及超过90个国际性比赛上夺冠。

参与团体运动

如果参加团体运动，你可以继续享受朋友之间的情谊并用通俗的方法来分享你的运动经验。

如何完成

如果你曾经是一个团队里的一员，但不能再运动了，可以想办法继续参与其中而不是找理由不去。比赛之后的交谈同样要参加。

■根据个人情况，调整在运动中你的参与方式。例如，打高尔夫球，那就打9洞吧，而不是18洞，乘坐高尔夫球车代替行走。

■尝试一种运动量不大的运动，比如滚球或者室内保龄球。在游戏中向家人或朋友挑战。

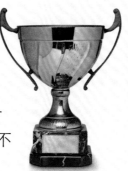

▲如果曾经获得了奖杯，就拿出来向你的朋友和家人介绍由来。

要点

✓ 活跃性活动

✓1人或多人

✓自理活动/休闲活动

✓灵活的时间安排

✓难度可调整

! 在运动之前，咨询你的医生

这个活动的作用

团体运动和把身体功能、精神状态和社交活动结合起来的活动一样，最有可能减缓失智人群认知能力的下降。

· 保持身体健康和活跃有益于大脑功能。

· 经常参与体育活动、保持与朋友的交往有助于减轻孤立和孤独感。

· 参与团队运动可以缓解压力和抑郁，压力和抑郁都会加剧记忆问题。

· 分享对运动的热爱可以提供交谈和回忆的机会。

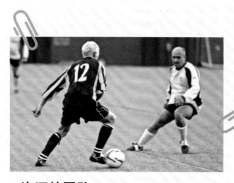

资深的团队
加入一个速度慢一些、经验丰富的团队，例如，步行足球。

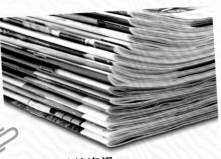

掌握运动的资讯
观看现场赛事或者在电视、网络、书本和杂志上查找经典比赛的记录。

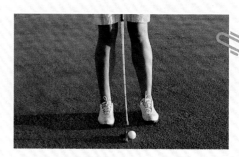

想办法坚持下去
在果岭或练习场内练习而不是打一整轮高尔夫。

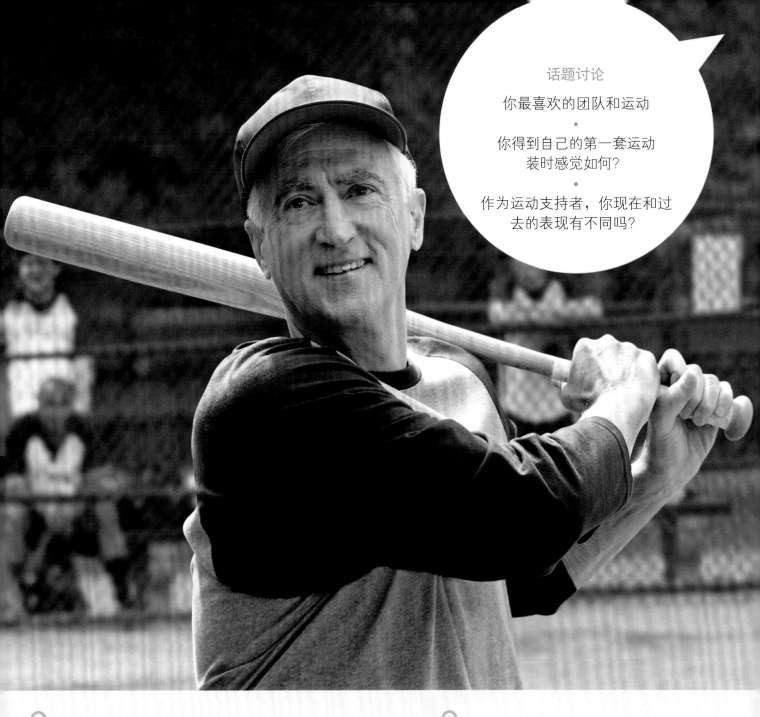

话题讨论

你最喜欢的团队和运动

·

你得到自己的第一套运动
装时感觉如何？

·

作为运动支持者，你现在和过
去的表现有不同吗？

▲ 只要可以，坚持做你喜爱的运
动。尽量找一个水平相当、具有
挑战性并且你很喜欢的当地团
队。

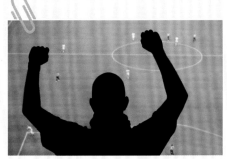

成为支持者
通过观看比赛和加入支持者俱
乐部成为一个活跃的支持者。

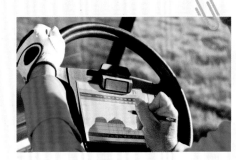

找队友帮忙
在运动中，对你来说有挑战性
的地方，可以从队友那里寻求
帮助，例如记分。

保持身体的强健和灵活性

许多柔和的锻炼方式能帮助保持身体的强健和灵活性，从散步到低强度的运动或者健身课程都可以。

如何完成

考虑一下和家人、朋友或者团队伙伴一起锻炼，这能给你带来更多的乐趣，也能给你提供坚持锻炼的动力。

■ 当地的休闲中心经常开课以帮助成年人增强力量和改善平衡感。训练有素的教练会调整活动并修改练习以解决你可能遇到的任何问题。

■ 穿着舒适的衣服和合适的鞋子。

■ 随身带上饮料和零食。

要点

✓ 活跃性活动

✓ 1人或多人

✓ 自理活动/休闲活动

✓ 灵活的时间安排

✓ 难度可调整

! 在运动之前，咨询你的医生

这个活动的作用

即使是轻柔的运动也会刺激身体释放内啡肽进入血液，从而改善情绪，提高信心。

· 改善平衡感、协调性、灵活性和力量的锻炼也能减轻疼痛，并且减少跌倒的风险。

· 一些运动包括深呼吸，有镇静、减少压力和焦虑的作用。

· 参加锻炼课程需要认知能力，如记忆序列、理解指令的能力。

· 集体锻炼能增加与他人的互动，并且能提高沟通能力。

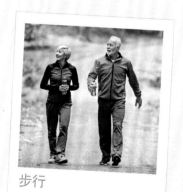

步行

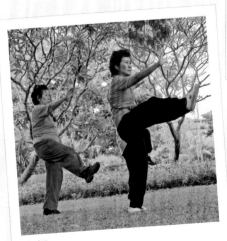

太极

话题讨论

武术的优点和缺点

其他让你保持健康的活动，比如遛狗、做家务、上楼梯

你最喜欢的功夫演员

▲尝试不同的活动，找到一个最适合你的活动。许多课程都有体验课。

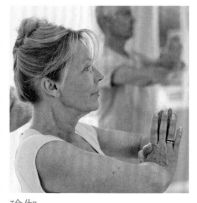

瑜伽

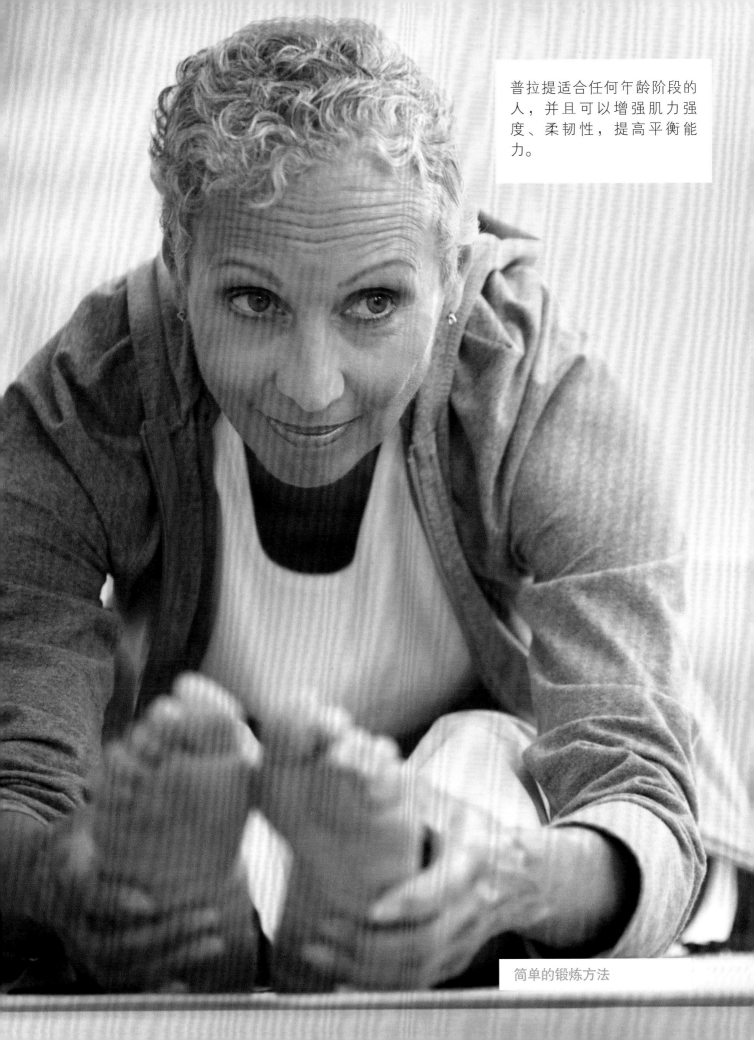

普拉提适合任何午龄阶段的人，并且可以增强肌力强度、柔韧性，提高平衡能力。

简单的锻炼方法

简单的锻炼方法

如果你感觉很难起身走动，也不能在公园里慢跑，下面是一些可以在家中做的简单的锻炼方法。

■ 如果需要，穿舒适的衣服和合脚的鞋子。

■ 运动前慢慢地热身，并按照自己的节奏运动。运动时应该可以交谈而不是气喘吁吁的。如果感到疼痛或不适，请停下来。

■ 尝试一系列不同的练习。

■ 运动后一定要放松。

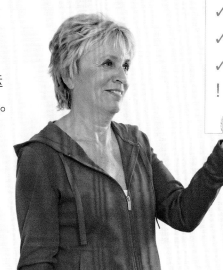

> **要点**
> ✓ 活跃性活动
> ✓ 1人或多人
> ✓ 自理活动
> ✓ 少量而经常
> ✓ 容易
> ! 在运动之前，咨询你的医生

◀ 装满水的瓶子、装豆子的袋子或者轻巧的球，是很好的自制哑铃。

增加力量

即使是很小的动作也能增强肌肉力量。
试一试推墙，如下图所示。

推墙

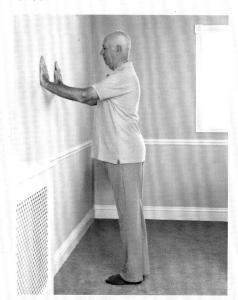

1 双手掌贴着墙面，手掌与胸部同高，手指向上，与肩同宽，手臂微微弯曲。

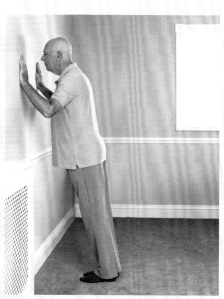

2 保持背部挺直，弯曲肘部慢慢向前倾，直到脸部靠近墙壁。脚不要移动。

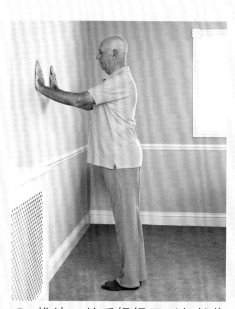

3 推墙，然后慢慢回到起始位置，身体直立。如果可能的话，重复做10次左右。

扶手椅上练习

独自或团队一起尝试这些练习。选择一把结实稳固的椅子。你应该能够坐直，膝盖成直角，双脚平放。

话题讨论

你是电视迷还是健身狂?

•

适合运动时听的美妙音乐

•

描述一下你平时的
健身习惯

下蹲

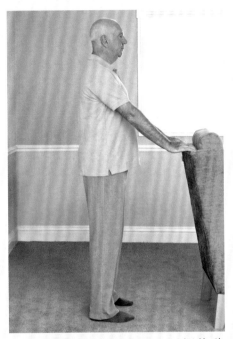 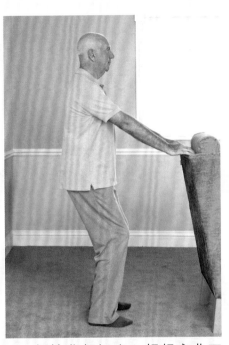 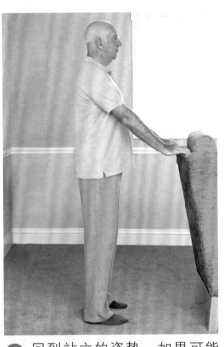

1 如果有必要的话，可以抓住稳定的椅背来支撑。站直，双脚分开与髋部同宽。

2 保持背部挺直，轻轻弯曲双膝。眼睛平视前方。把身体放低到你觉得舒服的程度。

3 回到站立的姿势，如果可能的话重复蹲起5次。每次做这个练习的时候多做1次，直到你能做10次为止。

脚走路

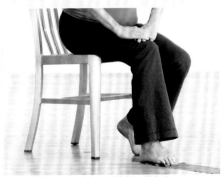 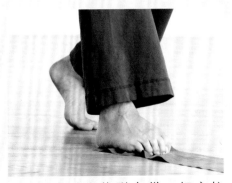 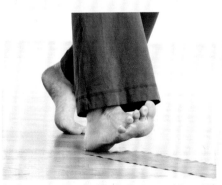

1 使用可以让双脚平放在地板上的椅子。在地板上铺一条弹力带或茶巾，一端放在脚下。

2 用脚趾夹住弹力带，把它拉向脚后跟，然后弯曲足弓，把弹力带的一部分收起来。

3 把脚趾呈扇形展开，放开弹力带。重复这个动作，直到走到带子的末端。把弹力带放到另一只脚下面，重复这个动作。

简单的放松方法

让放松成为日常生活的一部分，这可以让你从日常生活的压力和紧张中得到休息。

如何完成

有许多不同类型的放松练习，包括想象、正念和简单的肌肉放松。选择一种适合你的放松方法，并试着每天为它腾出时间。

■ 想象是一个你闭上眼睛想象自己在一个特别的地方——在山上，在小溪边，在沙滩上，在花园里——的过程。把注意力集中在你能在那个特别的地方"看到"的东西，以及它给你的感觉。

■ 正念是指停留在这一刻：聚精会神，专注于你的呼吸和感觉，重新感受身边的环境。

■ 简单的肌肉放松包括收缩，然后依次放松不同的肌肉群。

要点

✓ 轻体力静态活动

✓ 1人

✓ 10~30分钟

✓ 中等难度

✓ 自理活动

这个活动的作用

放松与单纯的休息不一样。如果每天都有机会放松一下，可以使你的思想平静下来，减轻压力，并提升整体幸福感。

· 全身肌肉放松，更深、更缓慢地呼吸，这会增加流向大脑的血液，使你更加精神。

· 它可以使你更有动力和生产力。

· 减轻焦虑，可以使患有躁动症（失智症状）的人受益。

· 放松还可以减轻身体疼痛并缓解心理疼痛。

· 它可以改善睡眠，但放松不是睡觉。

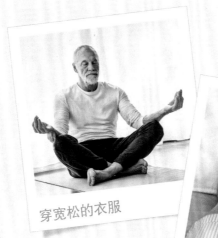

穿宽松的衣服

抬脚

话题讨论

你觉得哪里最能放松？

你以前使用过任何特殊的放松方法吗？

▲ 选择一个不受干扰的时间和地点，让自己感到舒适。

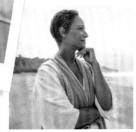

找一个安静的地方

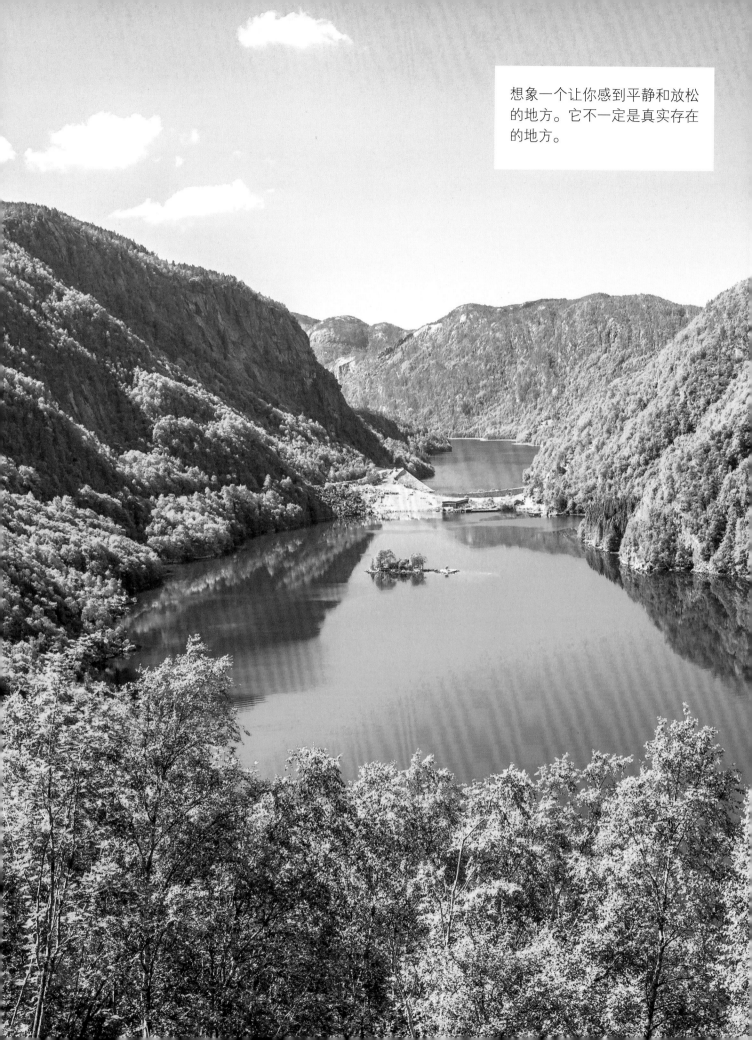

想象一个让你感到平静和放松的地方。它不一定是真实存在的地方。

在大自然中散步

与大自然亲近的户外活动称为"绿色运动"。这是一个机会，可以自己或与朋友或与一个旅游团再次游览最喜欢的地方或者探索一个新地点。

如何完成

和别人散步是很有趣的，并且会更有安全感；也许你可以加入一个步行团。

■ 慢慢地开始，随着身体素质与活动能力的提高，可以逐步增加活动难度。在附近的公园散步可能会比登山更适合你！

■ 如果一个人去，那告诉别人你要去哪里，打算什么时候回来并且带上手机；智能手机上有能追踪你路线的程序。

■ 计划好路线并查看天气预报。穿上户外鞋，出发！

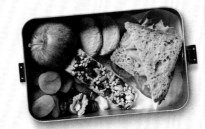

▲ 在路上的咖啡厅或者酒吧小憩，或打包野餐。

要点

✓ 活跃性活动

✓ 1人或多人

✓ 休闲活动

✓ 灵活的时间安排

✓ 选择一个适合自己的路线

! 携带饮料和零食。如果独自前往，注意自身安全

这个活动的作用

绿色运动对那些患有失智症的人来说有着意想不到的功效，还能提高体内维生素D的含量（有利于骨骼健康和心情调节）。

· 可以提高睡眠质量，改善食欲。

· 绿色运动可以使你更容易用语言表达自己。

· 在大自然中散步，能让你从看到和做的所有事情中获得感官上的刺激，并且提供一个回忆的机会。

· 有些人发现，在大自然中生活会使他们的失智症状不那么明显，因为减少了在失智症状上的注意力。

话题讨论

你喜欢悬崖散步还是乡间漫步？

·

你最喜欢什么季节？

·

你喜欢温暖的还是寒冷的、刮风的日子？

·

你最喜欢的冒险家是谁？

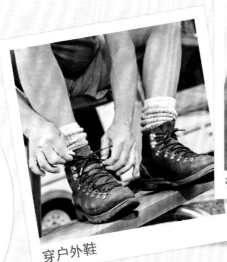

穿户外鞋

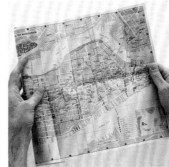

带上地图

▲ 考虑带一张地图和一个指南针，穿舒适的衣服和鞋子。

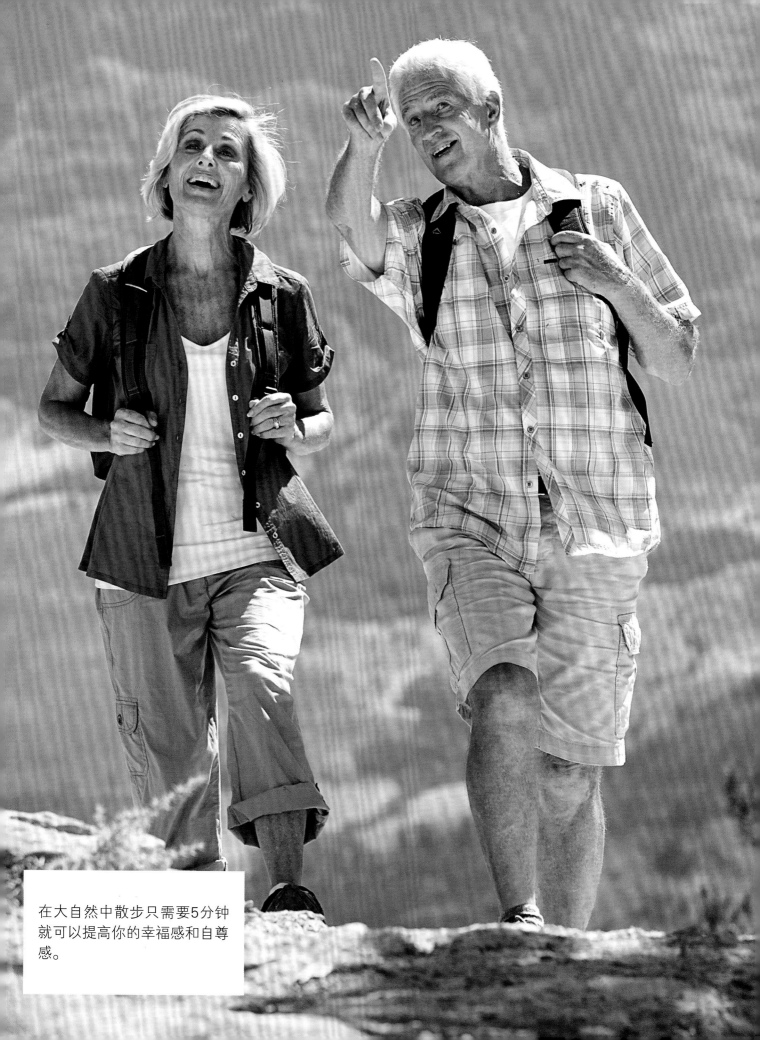

在大自然中散步只需要5分钟就可以提高你的幸福感和自尊感。

写自然日记

无论你是去大自然中散步，还是坐在花园里，或是只看看窗外，坚持写自然日记有助于你欣赏自然环境。

如何完成

决定在日记中写些什么。你想记录每一次的自然漫步，还是专注于某个主题，比如树木或者野生动物？

■ 可以在一年中的不同时间去同一个地方来比较不同的季节。

■ 记录当时的想法、感受和所见到的是很重要的。尽可能去描述，包括所有以后会探讨到的问题。

■ 可以把观察结果记录在笔记本中，在手机上留下语音备忘录，并且拍照或绘制草图。

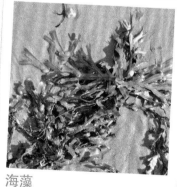
海藻

▶ 沿途可以收集有趣或漂亮的物品。它们最好是小而平整的，便于夹入笔记本中。

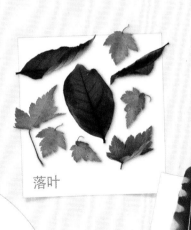
落叶

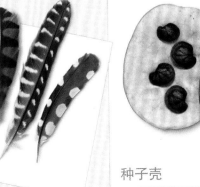
种子壳

羽毛

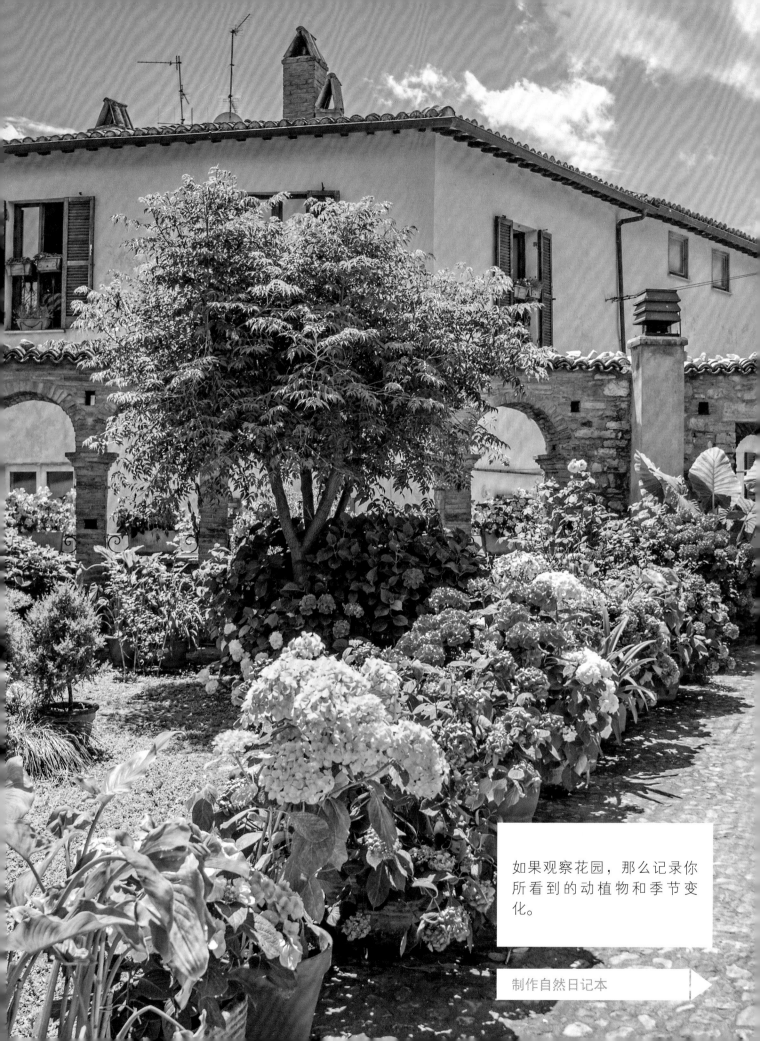

如果观察花园，那么记录你所看到的动植物和季节变化。

制作自然日记本 ➡

制作自然日记本

随着时间的积累，这本日记会成为你身边环境的个人记录。根据你的意愿，它可以是简单些的也可以是具体些的。

如何制作

从选择日记本开始，比如剪贴簿或大的笔记本，然后开始思考如何获得信息。

■ 规划好工作空间，以便所需之物在视野范围内触手可及。尤其是放置材料的背景布，请选择颜色对比鲜明的，例如红色，有助于视觉的感知。

■ 在往日记本里贴东西之前，先将它们排列在纸上。这样就能保证每页都有足够的空间做记录。

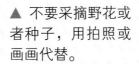

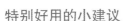

> **要点**
> ✓ 温和的活动/轻体力静态活动
> ✓ 1人或多人
> ✓ 生产活动
> ✓ 没有时间限制
> ✓ 容易

这个活动的作用

当和别人分享你的发现时，日记本上的记录可以帮助你回忆。

· 计划和组织日记能刺激大脑前额叶区域——执行管理中心。

· 利用视空间能力和手眼协调能力来布置页面。

· 保持创造性有助于做好决策和产生积极的幸福感。

▲ 不要采摘野花或者种子，用拍照或画画代替。

特别好用的小建议

在书上或网上研究你看到过的动植物。

定期完成日记，避免在辨别和整理记录时出现困难。

押花
将花瓣或者树叶放在厨房用纸中夹入书内大约四周的时间。

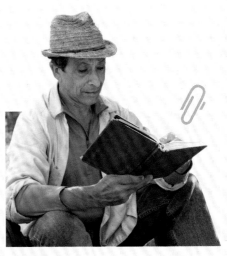

绘画
如果喜欢绘画，那就将动植物的细节或者轮廓记录下来。

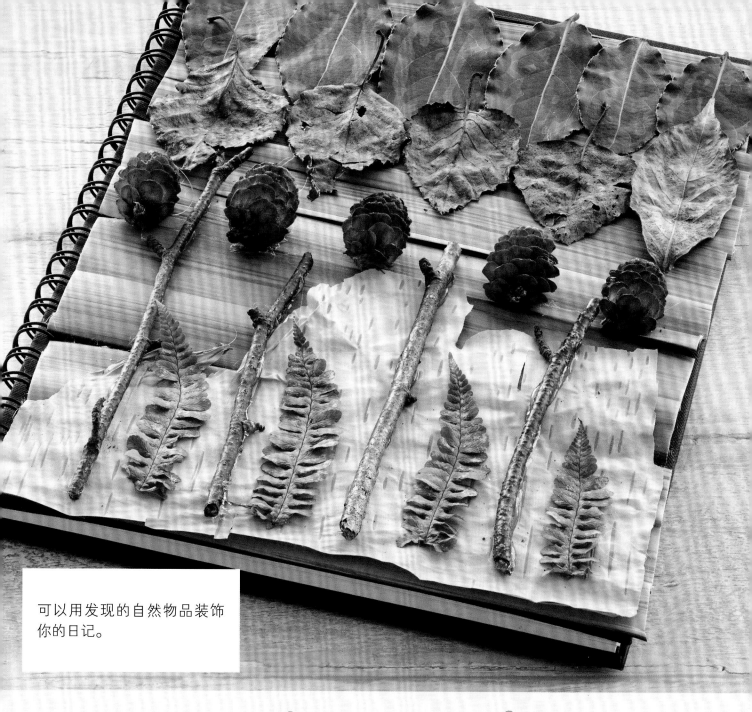

可以用发现的自然物品装饰你的日记。

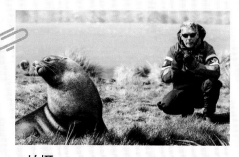

拍摄
拍摄你所见到的自然风光、野生动物以及如鸟飞过的痕迹或野花这般的细节之处。

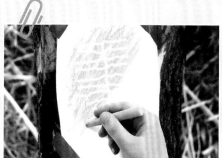

树皮拓印
用胶带把纸粘到树干上，然后用软蜡笔拓印出有趣的树皮图案。

编写日记
在日记本里粘贴纪念品时，标注上地点、日期、时间和天气。

遛狗

在生活中最容易获得快乐的就是遛狗，可随时随地带狗狗出去遛遛，这也是一个出去社交的机会。

如何完成

仔细制定路线，充分考虑自己的身体状况、天气以及当天的时间安排。

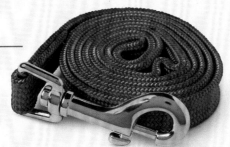

▲ 打包好所有需要的东西（手机、钱、钥匙、饮品、狗绳、狗食和便便袋）。

■ 最好挑选熟悉的路线。

■ 如果自己没有狗，可以借一条狗或者与有狗的朋友一起。

■ 如果一个人去，要注意安全。手机上安装一个导航软件是很有用的。

要点

✓ 活跃性活动

✓ 1人或多人

✓ 休闲活动

✓ 灵活的时间安排

✓ 适合你的身体状况

! 知道路线，了解狗的脾气

这项活动的作用

遛狗可以提高身体健康水平、肌肉力量、骨骼密度，还能改善大脑功能，降低记忆障碍的影响。

· 这项活动有利于计划、组织、定向以及启动和完成任务等认知能力。

· 抚摸小狗可以降低应激激素与皮质醇水平。抚摸栩栩如生的模型狗也会有相同的效果。

· 狗狗能引发与路人的交谈，为活动带来社交元素，有助于降低孤独的风险。

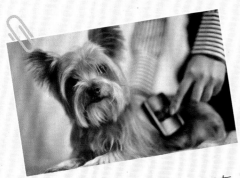

梳毛
散步后为狗梳毛对人和狗都有好处，可以减轻你的压力，改善心情。

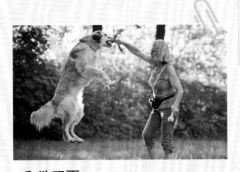

和狗玩耍
如果遛狗的距离很短的话，那就把玩具扔给狗，让它去捡，这样可以培养你们之间的默契。

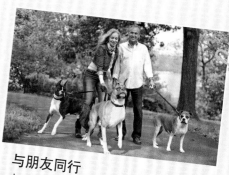

与朋友同行
加入遛狗小组，相互分享经验，减少迷路的可能性。

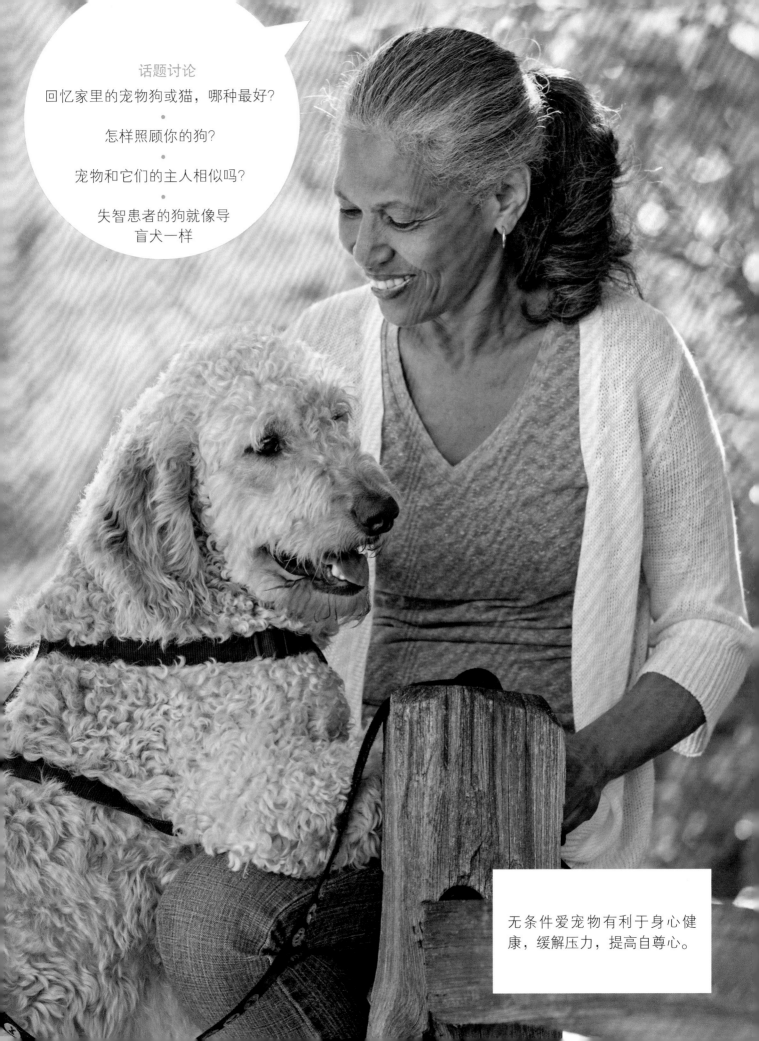

话题讨论

回忆家里的宠物狗或猫，哪种最好?

怎样照顾你的狗?

宠物和它们的主人相似吗?

失智患者的狗就像导盲犬一样

无条件爱宠物有利于身心健康，缓解压力，提高自尊心。

购物

许多失智患者说，购物是他们最喜欢的活动。它能让人保持精神和身体上的活跃，并参与当地的社区活动。

如何完成

孤独会对沟通技巧和心情产生负面影响。如果每天都去商店，哪怕只买一样东西，也能让你少一些孤独感。

■ 花点时间看看你的橱柜有什么需要买的，并在出发之前写一个购物清单。

■ 井井有条。如果仔细地计划你的出行，会使你在购物的时候少一些压力，会更愉快。

■ 避开购物高峰期，尽量去那些有休息区和能提供帮助的训练有素的店员的大型商店。

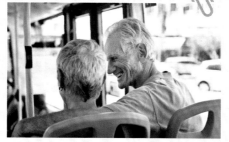

出行
选择离公交车站或停车场近点的商店可能不会那么累。

话题讨论

你所在的大街发生了哪些变化？

·

你喜欢便利店还是大型购物中心？

·

你尝试过网上购物吗？

·

你最喜欢哪种类型的商店？

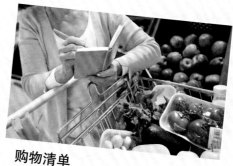

购物清单
如果列一个购物清单，会减少购物时的记忆压力。

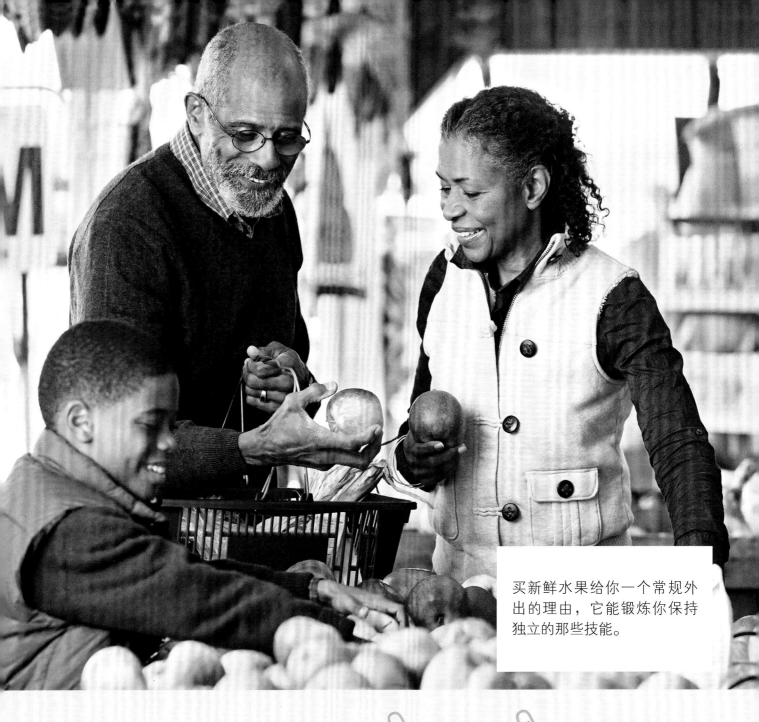

买新鲜水果给你一个常规外出的理由，它能锻炼你保持独立的那些技能。

购物袋
如果需要携带更多的东西或者使用拐杖，找个人来帮你。

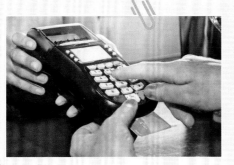

支付
如果用现金交易使你无法购物，请改用银行卡。

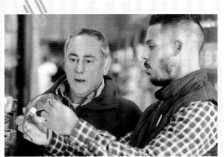

求助
可以向店员求助，这能用到社交和决策的能力。

拓展阅读·时尚装扮

每一代人都有自己的穿衣打扮风格，这反映在每个时代的流行时尚中。时尚不仅受不同种类纺织品的可用性和价格的影响，同时也受流行音乐、电影明星和顶尖设计师的影响。在20世纪50年代，服装相当正式：人们通常只有工作服和在外出时才穿的最好的套装。如今，时尚变得多样化。

▶ **1950年代**
在战争年代的服装供给制度结束后，面料供给充足，通过在衬裙层中使用新材料尼龙，裙摆变得更加丰满。

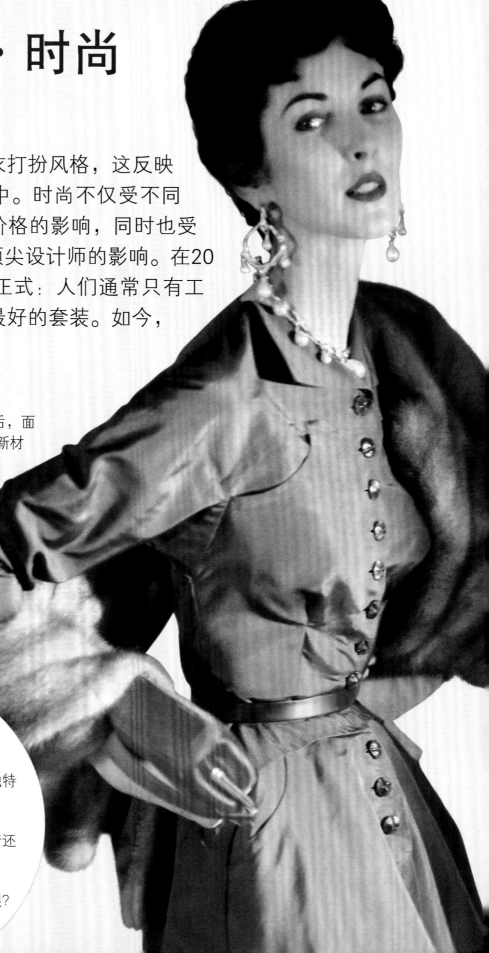

话题讨论

统一校服是一个好主意吗？

你有没有一套让自己感觉很独特的服装？

你年轻时是一个时尚的跟随者还是一个"弄潮儿"？

你有没有犯过时尚方面的错误？

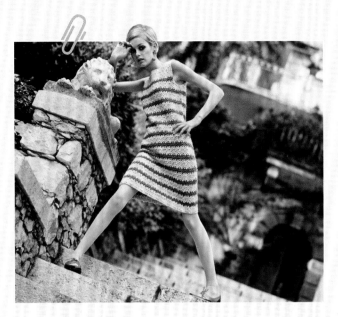

1960年代

1960年代早期时尚的代名词是迷你裙，正如超模崔姬（Twiggy）所塑造的那样。裙子都是紧身的并且通常有几何图案。

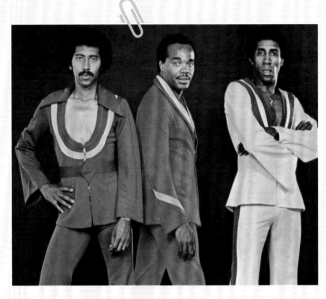

1970年代

这个时代常见的是新合成面料的运用并伴以明亮的色彩。紧身裤、弹力背心以及厚底鞋定义了1970年代的时尚。

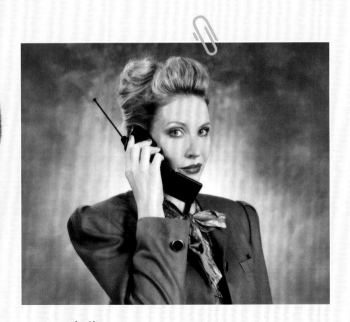

1980年代

在这个年代，"显贵穿着"成为时尚，那时的男人和女人穿着时髦的、量身定制的西装，配上大大的垫肩，以显示他们是多么成功。

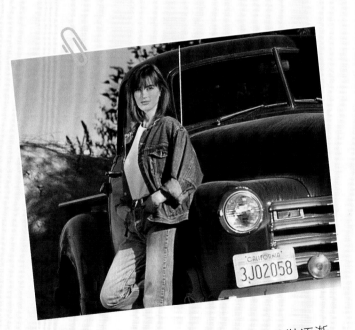

现代

近几十年来，牛仔裤、T恤以及运动鞋逐渐变成了全世界各年龄段的人都能够接受的外出着装。

出去走走

一次外出，无论是去商店，或者是故地重游，抑或是游览名胜古迹，都能够振奋精神并且带来期待和兴奋。

如何完成

最好从本地开始，在你感到更有自信的时候再向更远的地方出发。或者，你会希望在家人或者朋友的陪伴下外出。

■ 通过看杂志或者老照片来寻找灵感。

■ 有很多地方都奉行对失智患者友好的原则。比如说有些电影院放映的老电影没有冗长的预告片。

■ 不要想着一次外出就走访很多个地方。

要点

✓ 活跃性活动

✓ 1人或多人

✓ 生产活动/休闲活动

✓ 灵活的时间安排

✓ 难度可调整

! 注意潜在的风险，比如说交通、地形、楼梯、拥挤的人群或者落单

这个活动的作用

和朋友同行可以让你分享经验和创造新的回忆。

· 户外旅行可以改善睡眠、食欲和提升维生素D水平。

· 去故地可以改善情景记忆，例如回忆该地方街道的名字、去学校的路线等。

· 对出游的新记忆会引发谈话，并在回忆时改善你的语言表达能力。

· 外出走动有助于减少社交孤立感。

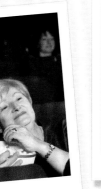

影院

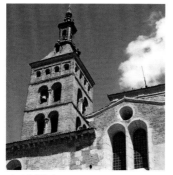

当地景点

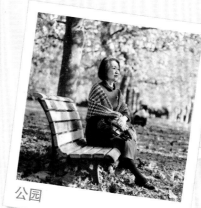

公园

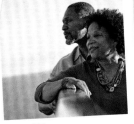

短假期

话题讨论

想去的地方

·

童年最喜欢的短途旅行

·

旅行中最喜欢的甜品

▲ 从网站、朋友推荐或者当地旅行社信息中寻找出有兴趣的景点。

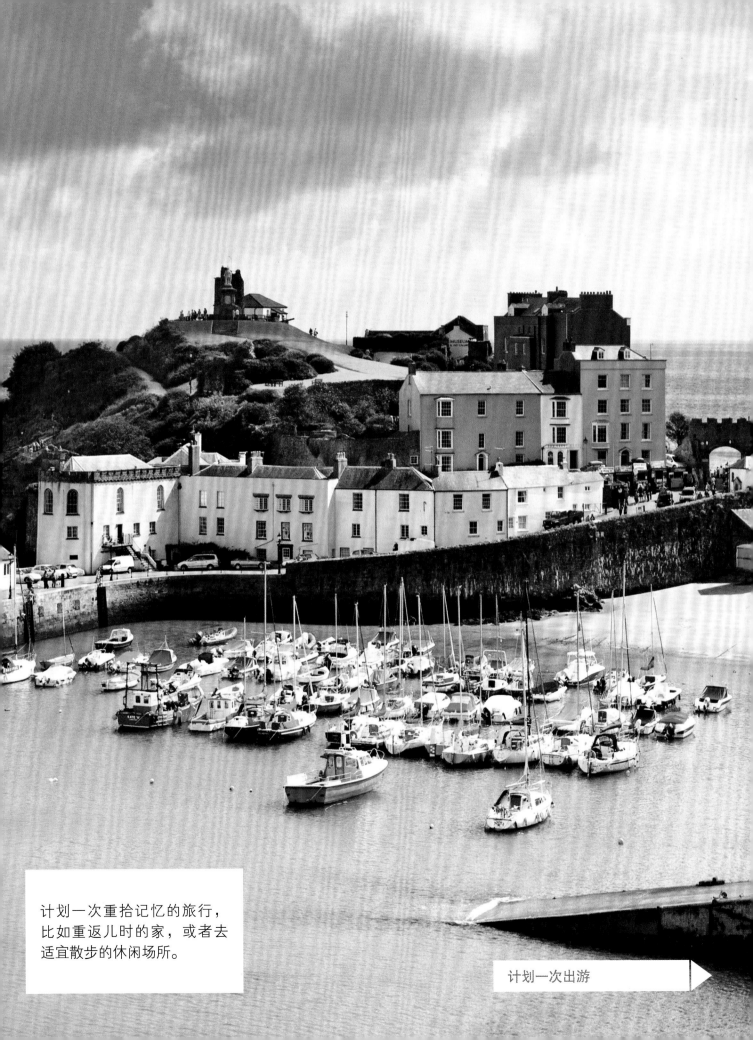

计划一次重拾记忆的旅行，
比如重返儿时的家，或者去
适宜散步的休闲场所。

计划一次出游 ▶

计划一次出游

出游可以是有趣的，信息丰富的，积极向上的。通过提前计划，可以最大限度地减少旅行当天不必要的压力。

如何完成

可以寻求家人或朋友的帮助来完成出游计划。

■ 计划一次适合你的旅行，错峰出行通常比较安静。

■ 考虑一下：去那里一天之内来回是否可行？需要过夜吗？

■ 如果感觉不舒服或者天气不好，就把旅行推迟一天。

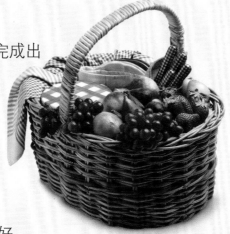

▲ 为什么不找个当地的公园或者美丽的地方和你的朋友或家人野餐呢？

这个活动的作用

和身旁的人讨论计划可以维持交流技巧和保持社交来往。

· 做旅行攻略涉及一系列认知技能，包括计划、组织、思考和推理等能力。

· 利用记忆和定向能力来规划路线，利用解决问题能力来做最佳选择。

· 计划旅行可以帮助你感觉到对自己的选择有掌控权，并提高自信心和自我价值感。

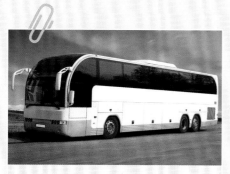

交通工具
开车也许更加方便一些，但是你可能更适合搭乘公交、大巴或者参加旅行团。

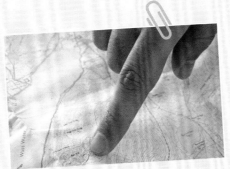

距离
考虑离家有多远。你怎么去那里？需要花多长时间来旅行？

必需品
带上你需要的所有物品，如药品、照相机或摄像机、钥匙和手机等。

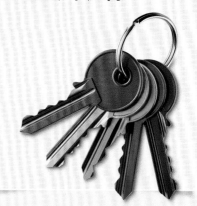

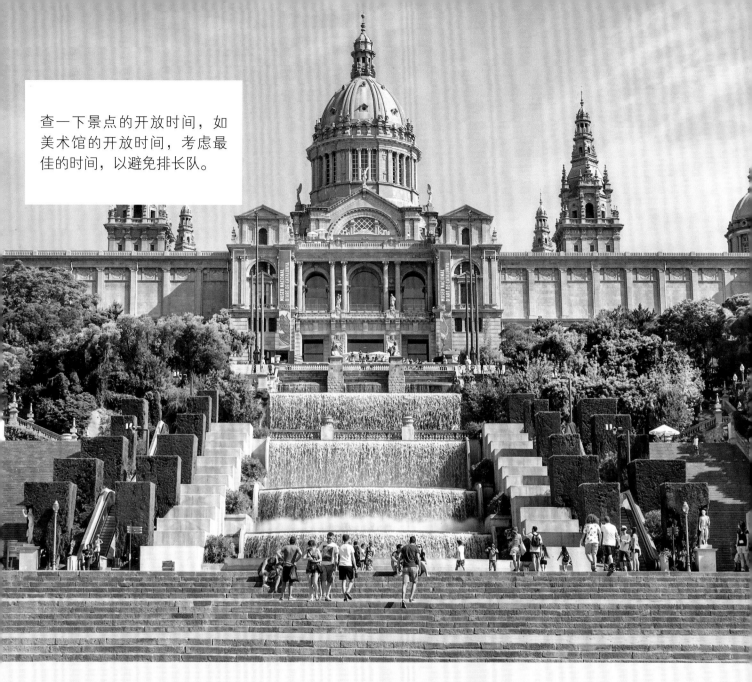

查一下景点的开放时间，如美术馆的开放时间，考虑最佳的时间，以避免排长队。

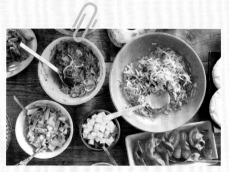

安排好休息
定时进行短暂休息，比如在歇脚处做下拉伸，上个卫生间，喝点饮料，吃点小吃或外带午餐。

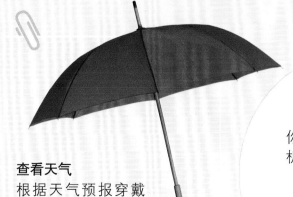

查看天气
根据天气预报穿戴合适的服装。你可能需要带一把雨伞以防下雨。

特别好用的小建议

你可能想要带一个照相机或者摄像机以记录你的旅行。

确保手机能很容易拨打一些紧急电话。

花园活动

仅仅是待在花园里对你来说就是有益处的。你可能十分擅长园艺，很享受在花园里忙碌的状态，但是在花园中小憩片刻或是闲逛一会儿也很不错。

如何完成

花园中一年四季都有事可做，因此需要以一个舒适的节奏去工作并乐享其中。

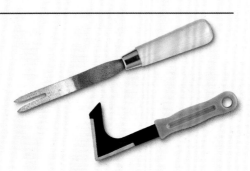

▲ 当心锐利的工具，如除草器。

■ 选择适合你的能力的活动。播种一年生植物比较容易并且可以在短时间内开花结果。

■ 去当地的植物园或苗圃游览一番，或加入当地的园艺团体都是令人十分愉悦的经历。

■ 如果行动不便，可以浏览园艺类图书或观看你最喜爱的园艺节目。

▶ 园艺工作既是愉快轻松的也是生产性的，并且园艺分享也可以提供一个社交的机会。

要点

✓ 活跃性活动

✓ 1人或多人

✓ 生产活动

✓ 没有时间限制

✓ 难度可调整

! 当心被绊倒

! 使用工具、接触化学品时要小心

! 避免接触有毒和多刺的植物

这个活动的作用

园艺活动除了能增强体力、活动能力和身体素质外，还有益于心理健康。

· 这项活动给人目标感和成就感，从而改善心情，提高幸福感。

· 园艺活动需要应用认知技能来做计划，安排次序，集中注意力，解决问题，并记住一些事情。

· 在花园里感知不同天气和季节有助于形成时间定向。

· 在户外活动时所有的感官都接受刺激，可以减少焦虑和烦乱。

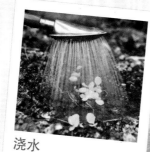

浇水

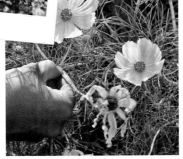

剔除枯萎花朵

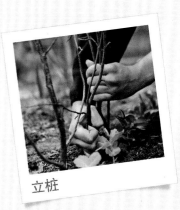

立桩

话题讨论

你喜欢规则式花园还是村舍式花园？

·

说一说你最喜欢的花

·

你是喜欢栽花还是喜欢种菜？

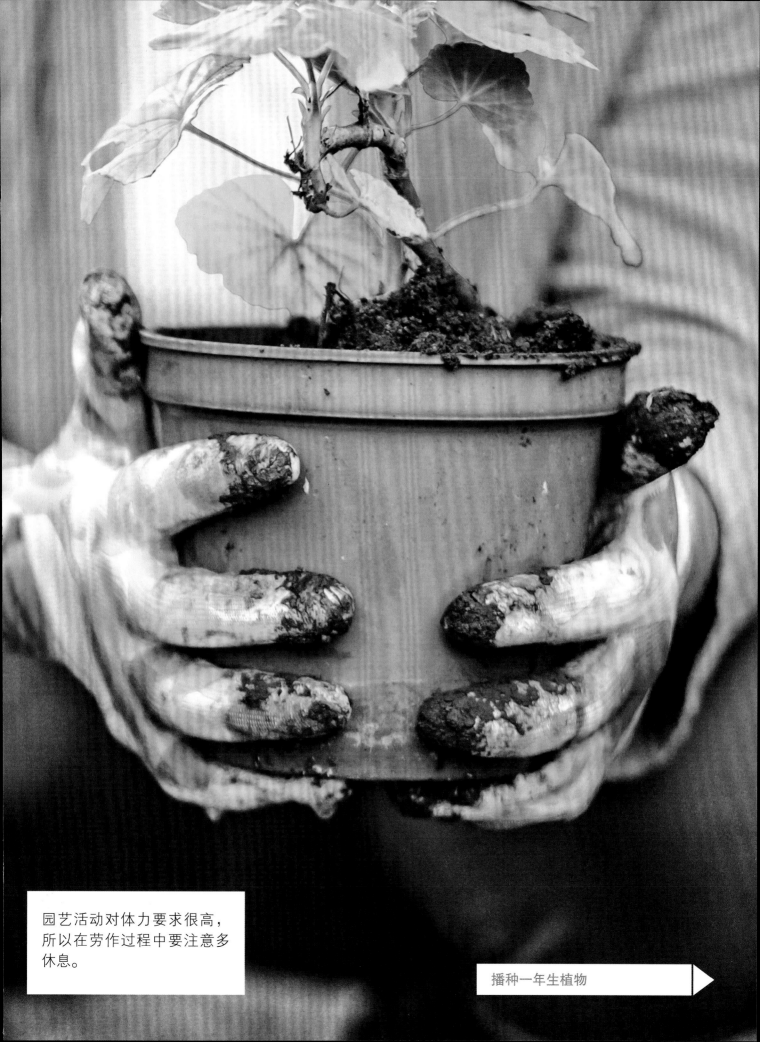

园艺活动对体力要求很高，
所以在劳作过程中要注意多
休息。

播种一年生植物 ➤

播种一年生植物

如果早春在室内播种，一年生植物开花就比较早。把花盆放在温室里、苗床里、培植箱里或窗台上使种子发芽。之后为使种子移植户外时能耐寒，可每天将其放在室外几个小时让它们适应户外环境。

工具和材料
• 盆口直径9厘米的花盆　　• 珍珠岩颗粒（如果需
• 小铲子（可选用）　　　　　要）
• 种子堆肥　　　　　　　　• 防水栏
• 细莲蓬式喷嘴的喷壶　　　• 培植箱（可选用）
• 一年生植物种子包
• 标签条

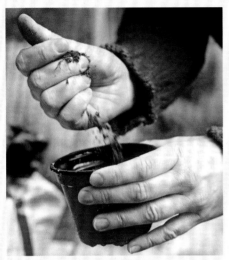

1 用肥料填充花盆，至边沿下2.5厘米处即可。轻轻地按压平整、紧实。

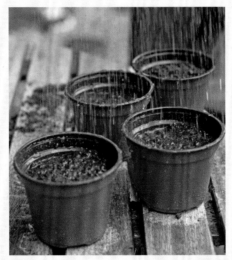

2 填好花盆，就可以用喷壶浇水了，这样可以避免搅乱肥料。

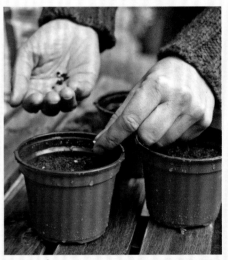

3 把小种子均匀地撒在肥料上。对于大的种子，如向日葵种子，每盆只播种1粒种子。

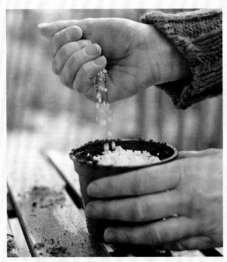

4 在种子上覆盖一层肥料，如果种子需要光来发芽，也可以覆盖一些珍珠岩。

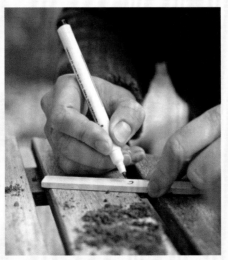

5 给每个花盆制作标签，写上植物的名称和播种日期。放在阳光直射的地方等待发芽。

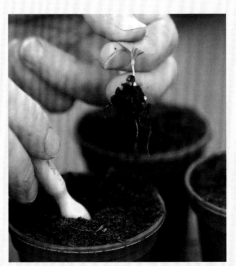

6 剔除纤细的幼苗，把最结实的幼苗留在花盆里，或者把它们分开种到单独的花盆里。

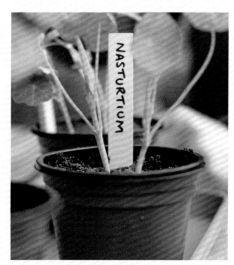 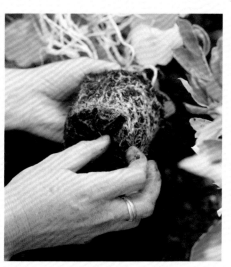 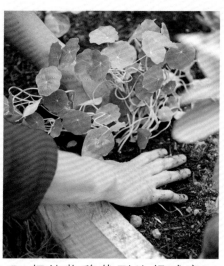

7 一旦幼苗长出2~4对真叶，连续两周每天将花盆移到室外，以使它们变强壮。

8 让这些植物在小花盆里生长，直到大到可以移株。把植物从花盆里取出来，修整根部。

9 把植物移栽到比根球宽一点、深一点的花箱中。把花箱填满，土壤轻轻地压实。

▼ 许多一年生植物栽植在挂篮和其他容器中，即使在狭长花坛边上，它们看起来也都美极了。

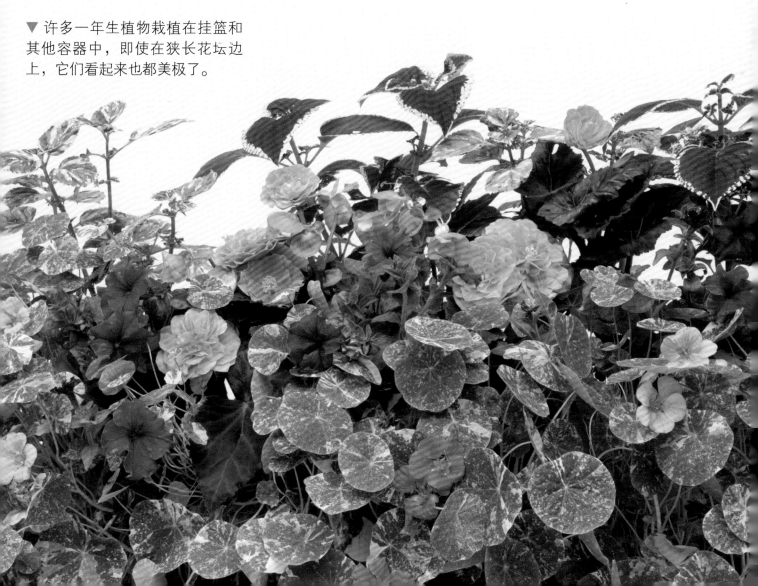

创建感官花园

刺激感官是有益健康的，可以通过在不论大小的户外空间中加入增强感受的物品来达到此目的。

如何完成

尽可能多地利用你的可用空间、预算和园艺技能。创造性地使用以下列举的方法。

■ 利用木材、石头和树皮等的不同纹理来装饰石板路面、栅栏或棚架、座椅、容器和其他装饰品。

■ 喷泉或瀑布可以让水安全地流过手指，为视觉、听觉和触觉感官提供良好的刺激。

■ 为了获得额外的视觉刺激，可以把旧的光盘挂在树枝上。

■ 花园里的小径围成一圈是比较理想的，但要确保材料和颜色相同以便容易通过。

要点

✓ 活跃性活动

✓ 1人或多人

✓ 生产活动

✓ 没有时间限制

✓ 难度可调整

! 当心被绊倒，使用工具、接触化学品时要小心

! 不选择有毒和多刺的植物

这个活动的作用

感官花园鼓励你在户外探索，并注意周围环境。

• 刺激感官可以唤起情感记忆，鼓励回忆。

• 规划和创建感官花园需要认知技能，如推理、规划、解决问题、预期和空间意识。

• 感官花园鼓励放松，促进正念，缓解不安和躁动。

• 身体健康也得益于压力的减轻和血压的降低。

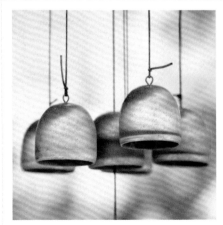

风铃

▲增加一些特色装饰，如风铃、可触摸和可倾听的喷泉、风车等来吸引人的目光。

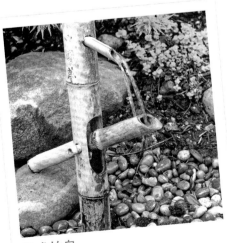

日式竹泉

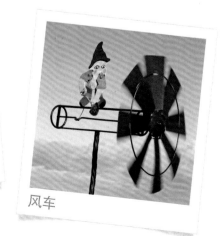

风车

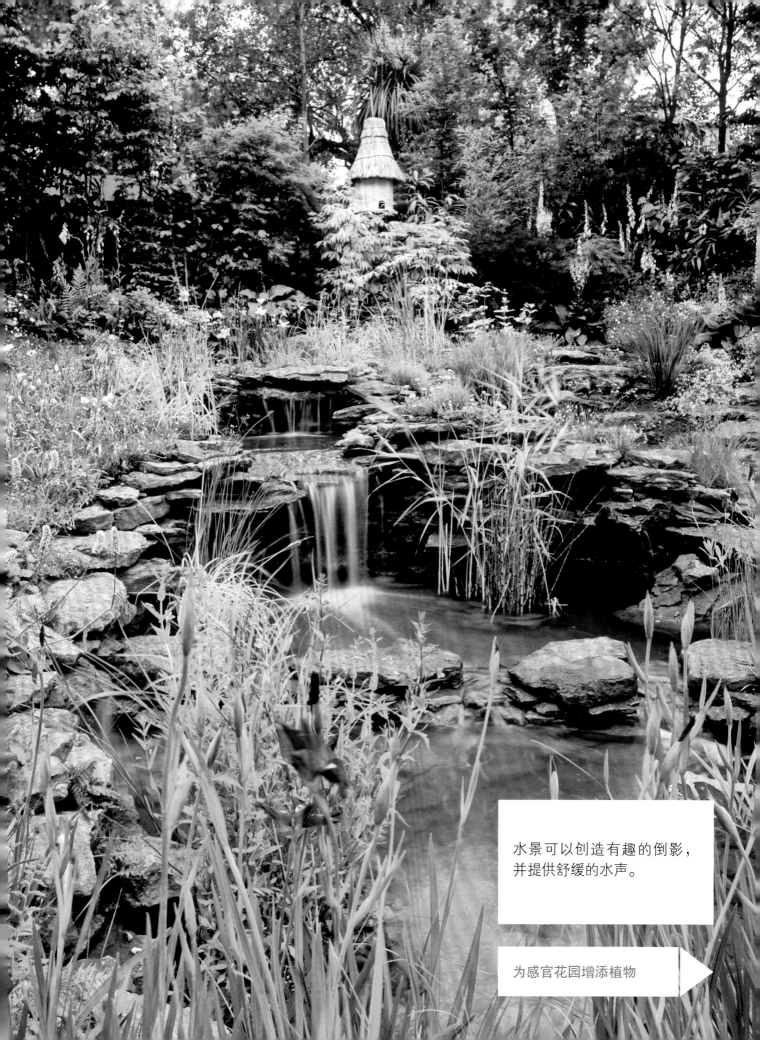

水景可以创造有趣的倒影，并提供舒缓的水声。

为感官花园增添植物 ▶

为感官花园增添植物

通过选择能刺激五种感官的植物来增强你对花园的感官体验。

如何完成

下面的"种植提议"框中列出了一些合适的植物，但还有许多其他的选择。

■ 将柔软的植物与其他质地的材料，例如光滑的石头，做对比。

■ 在书中或网上（或与朋友交谈时）寻找你喜欢的、容易生长的植物。

■ 参观苗圃或公共花园可以更容易地选择最好的植物。

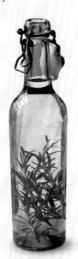

▲ 用花园里的香草来为橄榄油调味，或者在烹饪中增加味道。

种植提议
• 视觉：香芹、金盏花、棕榈、大黄
• 听觉：凌风草、甜玉米
• 触觉：花菱草、羊耳草、银色鼠尾草
• 嗅觉：咖喱草、茉莉花、百合、迷迭香、玫瑰
• 味觉：罗勒、韭菜、薄荷、覆盆子、西红柿

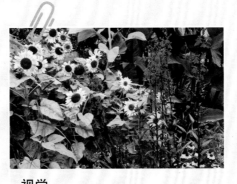

视觉
使用不同高度和形状的植物，欣赏五颜六色的花以及大小和形状对比鲜明的叶子。

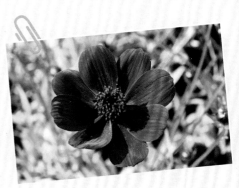

嗅觉
有些植物有芳香的叶子或花朵，就像这株巧克力秋英，可以种植在座位、小路或凉亭旁。

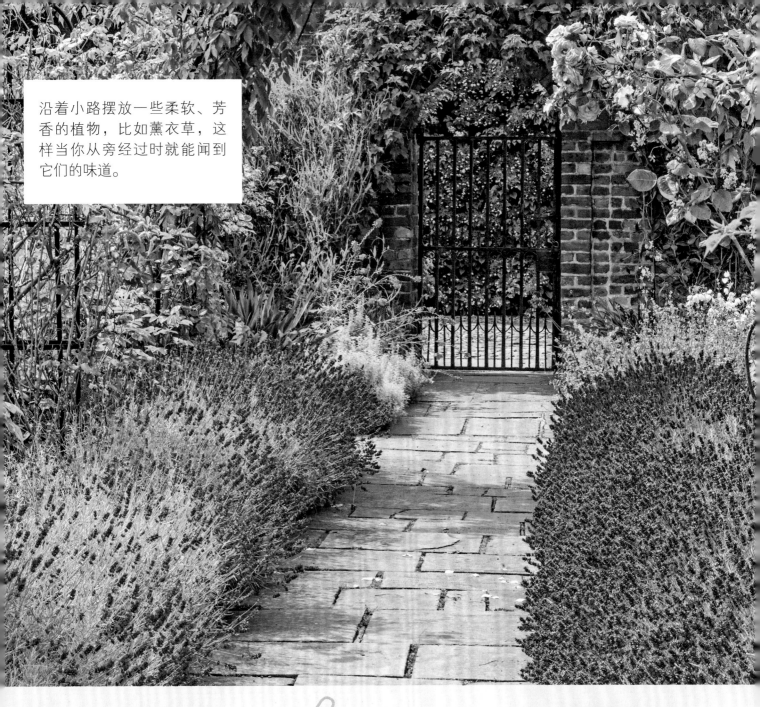

沿着小路摆放一些柔软、芳香的植物，比如薰衣草，这样当你从旁经过时就能闻到它们的味道。

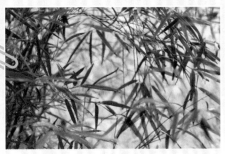

听觉

多年生的竹子和草的叶子在微风中沙沙作响。

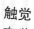

触觉

有些植物有柔滑的花瓣或柔软的叶子，禾本科植物可能有柔软的花头。

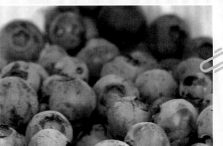

味觉

有很多可食用的植物可供挑选和享用：试试香草或蓝莓之类的无核小水果。

种植盆栽植物

盆栽易于种植和打理，看着植物生长能够带来极大的成就感。

让任务更简单

事先备齐需要的所有东西：植物、营养土、工具，以及有较多排水孔的防冻花盆。

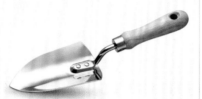

▲ 功能良好、结构稳固或者长手柄的园艺工具使用起来更舒适。

■ 保持在腰部的工作高度，以减少弯腰和背部的拉伸。如果愿意的话，可以坐在桌子旁工作。

■ 考虑到栽种后花盆的重量，你可能需要他人帮忙将花盆抬到某个位置，或者就在原地种植。

■ 如果视力不好，请尽量选择颜色鲜亮、反差强烈的花盆和植物，以便更容易地从外观上分辨它们。

要点

✓ 活跃性活动

✓ 1人或2人

✓ 生产活动/休闲活动

✓ 60~90分钟

✓ 中等难度

! 当使用工具和较重的花盆时需要特别小心

这个活动的作用

和朋友或家人一起种植盆栽，可以让你有机会把它变成一种社交活动，共同回忆往事。

· 涉及感观，包括感受营养土、嗅闻植物、欣赏花朵等，这些都能刺激情景记忆，让人有一种平静的感觉。

· 使用大量的认知技能，包括计划和打理植物、解决问题和集中注意力，以及任务启动、排序和完成。

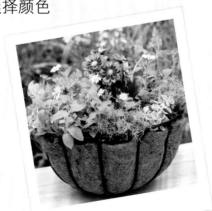

吊篮

话题讨论

最喜爱的花盆类型

·

种花草还是种蔬菜？

·

适合种在花箱中的植物

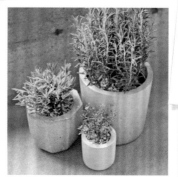

露天花盆

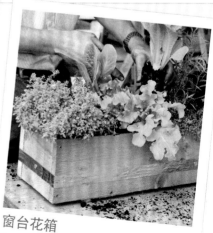

窗台花箱

◀ 花盆和花箱都可以摆放于阳台或者露台，或在花园中用来规划路径。

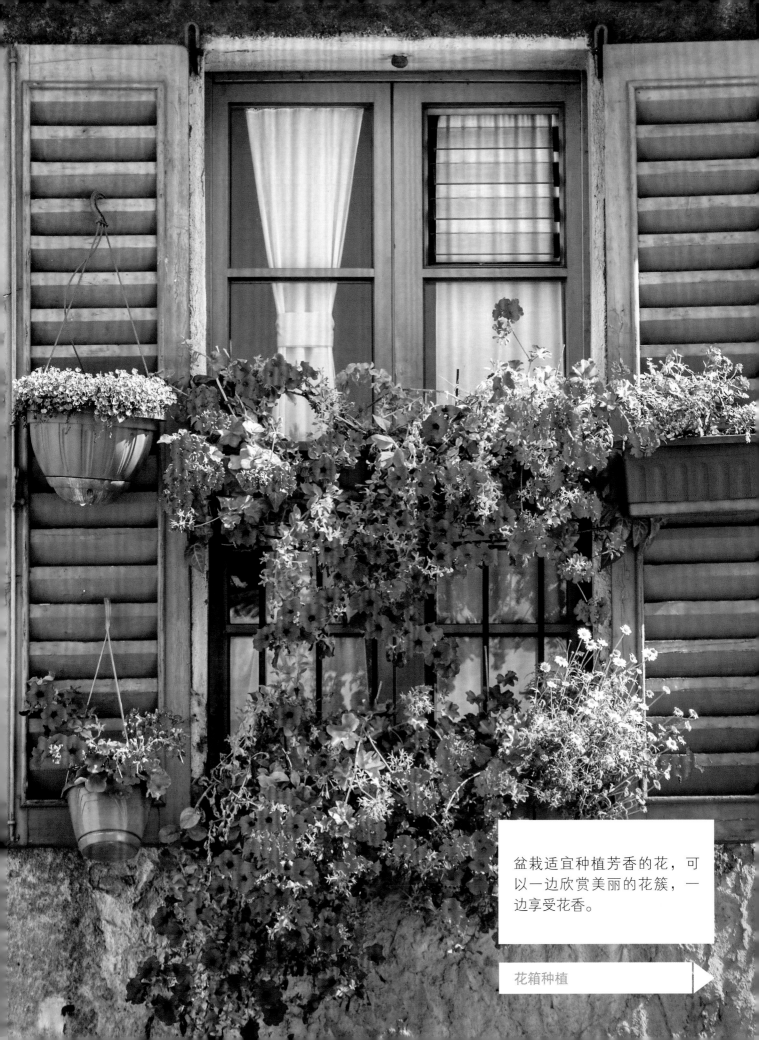

盆栽适宜种植芳香的花，可以一边欣赏美丽的花簇，一边享受花香。

花箱种植 ➔

花箱种植

种在花箱里的植物不仅能散发诱人香气，绽放美丽的花朵，还有美味的香草在夏秋时节可供采摘。如果愿意，你甚至可以在一个花箱里栽种不同的植物。如果喜欢木工，你也可以自己在家里制作一个花箱（见第176~177页）。

工具和材料

- 通用肥料
- 多功能营养土
- 聚苯乙烯片/碎瓦片
- 小铲子
- 花箱，大约45厘米×20厘米×20厘米
- 两株香叶天竺葵，例如"橘味"和"玫瑰味"
- 一株红脉酢浆草
- 一株百里香
- 一株杂色牛至
- 一株泰国罗勒
- 洒水壶

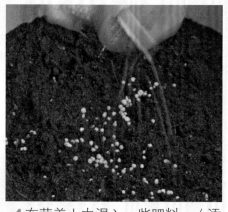

1 在营养土中混入一些肥料。（添加的量参照生产商推荐的比例。）

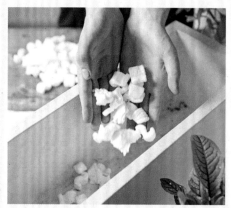

2 在花箱底部垫上薄薄一层聚苯乙烯片或碎瓦片，以防止营养土堵住底部的排水孔。

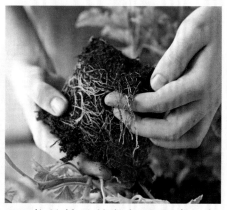

6 将植株从培养杯里取出，轻轻敲散根部，让植株的根球松弛舒张以便更好地生长。

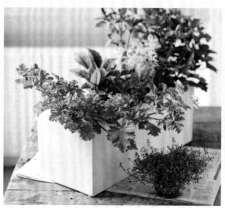

7 把植株放到营养土上，再放入其他植株，确保每一棵植株根部都位于花箱边缘下面2.5厘米处。

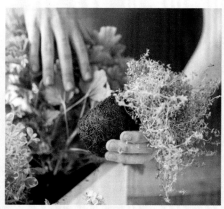

9 在花箱的前部插入匍匐植株，比如百里香，这样可以保证它们不会被其他植株遮挡光照。

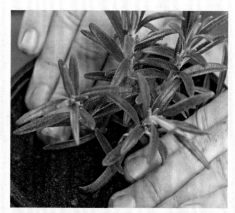

10 放满植株后，用营养土把空隙填满，并用手将根球周围的营养土压实。

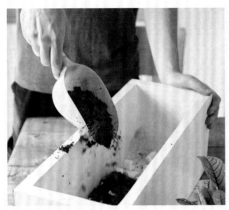

3 加入至少5厘米厚的营养土，完全覆盖住下层的聚苯乙烯片或碎瓦片。

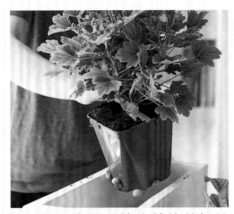

4 把最大的植株连着培养杯放在中间，最合适的高度是：植株根球的最高点位于花箱边缘下面大约2.5厘米处。

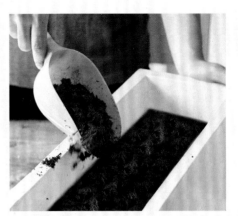

5 如果发现根球太低或者太高，则适当增减花箱中的营养土，重新放入培养杯，直到植株根球的高度合适。

▼ 可以用香草的叶子来烹饪，也可以用百里香来点缀沙拉。

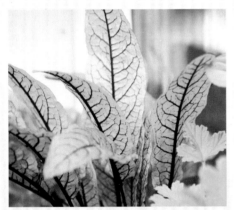

8 在花箱的后部放上长得更高一点的植株，比如酢浆草。

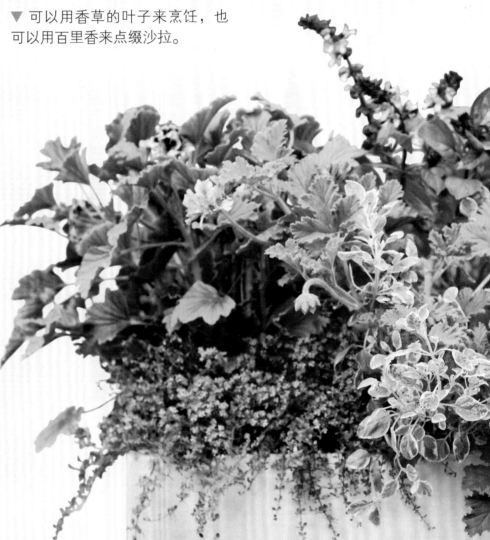

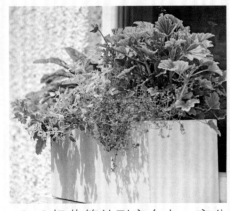

11 把花箱放到窗台上，充分浇水浸润营养土。一定要确保安全地放置花箱。

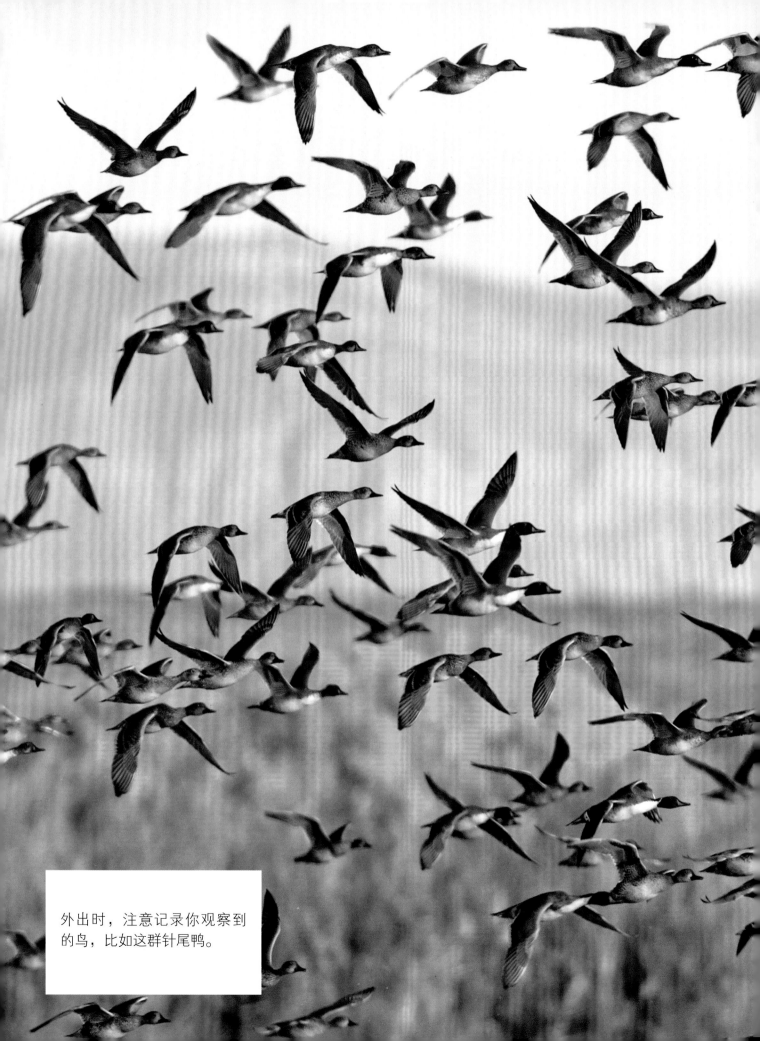

外出时，注意记录你观察到的鸟，比如这群针尾鸭。

赏鸟

有一种简单的快乐来自观察鸟类并聆听它们悦耳的叫声。到户外去观察它们，或者把椅子推到窗边，这样你就可以舒适地在屋内欣赏它们了。

如何赏鸟

用鸟食台和喂食器、水盆、鸟巢以及长满浆果或种子的植物来吸引鸟儿来到你的花园。

■ 清晨时到户外聆听鸟儿的鸣叫——那会是一种令人开心的体验。如果这个方法不可行，也可以购买鸟鸣声的录音来欣赏。

■ 把看到的任何关于鸟儿的活动记在笔记本或者日记中。

■ 加入当地的观鸟团体或组织，与其他观鸟爱好者分享你的乐趣。

■ 查阅参考资料或者上网搜索更多关于你看到的鸟类的信息。

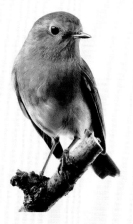

▲如果一些鸟儿经常光顾你的花园，你可以加入当地的或者全国性的鸟类数量统计工作中。

要点

✓ 轻体力静态活动

✓ 1人

✓ 休闲活动

✓ 没有时间限制

✓ 容易

这个活动的作用

聆听鸟鸣已经被证实有助于人们放松。

· 聆听鸟鸣可以刺激听觉感官来减轻烦躁感。

· 记录鸟的活动用到许多认知技能，比如思考、识别、文字语言组织技能和记忆。

话题讨论

谈论鸟类

·

你喜欢常见的鸟还是奇异的鸟？

·

你能模仿鸟叫吗？

·

"观鸟者"的常用称呼是什么？

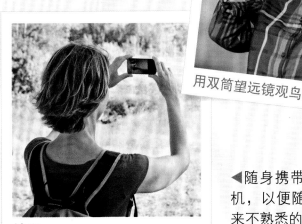

拍照

用双筒望远镜观鸟

◀随身携带望远镜和照相机，以便随后认识那些原来不熟悉的鸟类。

喂鸟

放一些美味的食物吸引鸟儿飞到你的花园里来。甚至可以自己做鸟食。

如何完成

形成照料鸟儿的日常规律，包括喂食、提供清水、保持喂食器清洁。

■ 可以考虑用提示的方法来提醒自己按时喂食：制作记忆卡片（参见第204、205页）或在手机上设置提醒事项。

■ 把平时吃剩的食物，如水果、变质的奶酪、土豆以及米饭等放在鸟食台上。

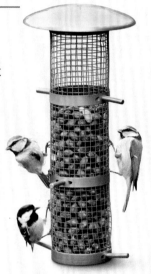

▲ 最简单的选择是使用现成的喂食器。

参见第204、205页

要点

✓ 温和的活动

✓ 1人

✓ 生产活动

✓ 30分钟

✓ 容易

! 制作鸟食可能涉及熔脂和使用刀具

这个活动的作用

承担定期喂鸟的责任可以增强你的自我价值感。

· 规律的任务会形成每天自然的生活节奏，帮助你保持时间定向。

· 制作鸟食涉及大量认知技能，如计划、组织、安排次序和完成任务，以及集中注意力。

· 把水果和坚果串成鸟食带需要手眼协调和手指精细动作。

▶ 鸟食和喂食器种类繁多，可以把不同种类的鸟食都放在外面来吸引不同的鸟类。

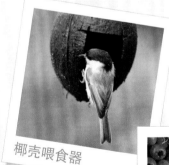

椰壳喂食器

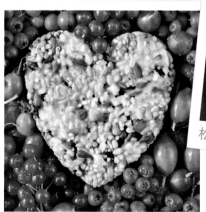

心形杂粮鸟食

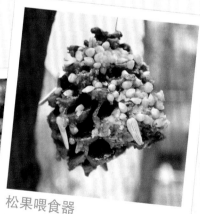

松果喂食器

话题讨论

你在花园里看到了什么鸟？

·

城市的广场上经常有鸽子，这有好处还是坏处？

·

你知道朝鸭子扔面包是对它们不好的行为吗？

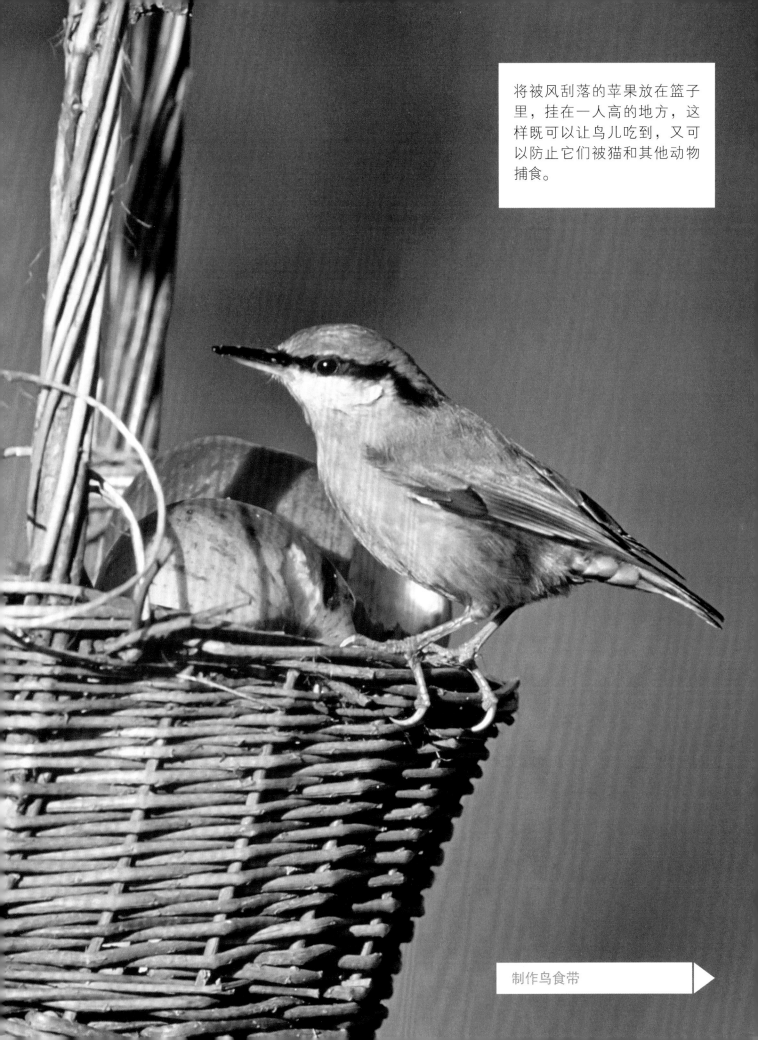

将被风刮落的苹果放在篮子里，挂在一人高的地方，这样既可以让鸟儿吃到，又可以防止它们被猫和其他动物捕食。

制作鸟食带 ▶

制作鸟食带

制作鸟食带简单有趣，特别是跟朋友或家人一起准备。首先，需要准备所需的原料。如果对准备过程中的某一步骤不太有信心，例如切苹果，则先专注于你觉得有信心的部分，然后再接受别人的帮助。

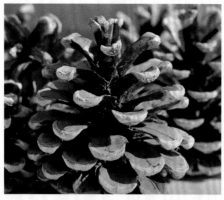

1 选择种鳞已经完全展开的松果，并在松果的顶部用一段软绳牢固地绑住。

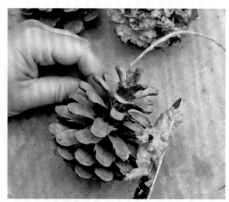

2 使用黄油刀将花生酱涂抹至每一个松果上，并按压填满所有的空隙。

工具和材料
- 2或3个大的松果
- 天然纤维材质的园艺软绳
- 剪刀
- 黄油刀
- 花生酱
- 质量好的野生种子（不含豌豆、小扁豆或者干米粒）
- 花生
- 果干
- 大眼针
- 苹果
- 苹果去核器
- 菜刀
- 砧板
- 一段草绳

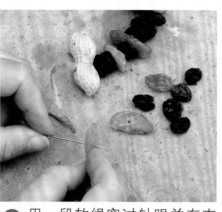

6 用一段软绳穿过针眼并在末端打结，然后用针将花生和果干穿在软绳上。

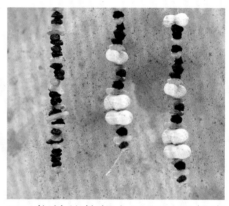

7 将针从软绳上取下。重复步骤6，制作更多的鸟食链。

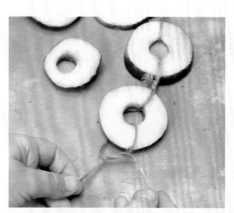

9 使用绳环将大概5片苹果圈连接起来，且在软绳的上方预留一些空间。

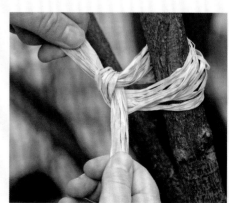

10 将草绳拿到花园，然后将草绳的两端分别系在与水平视线同高且稳固的树杈上。

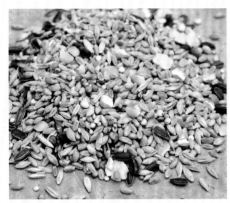

3 在工作台上将野生种子混合成一堆。

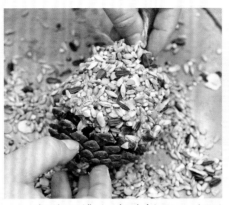

4 在种子堆上滚动松果，直到所有的花生酱都被覆盖。然后，用手指将更多的种子挤压进去。

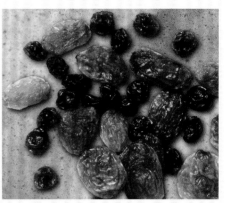

5 拿出花生和果干，去除发霉的，准备制作鸟食链。

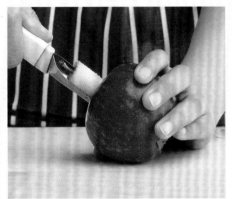

8 将苹果去核，再用菜刀在砧板上将苹果切成圈状。

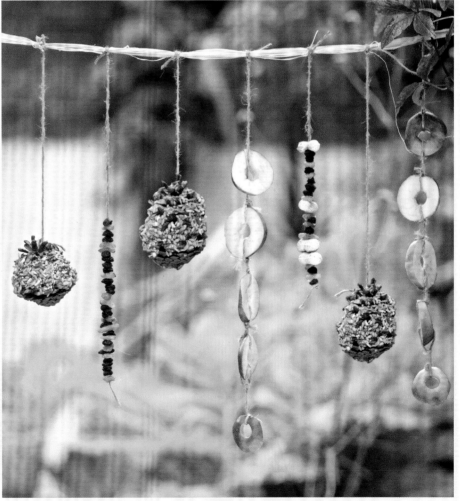

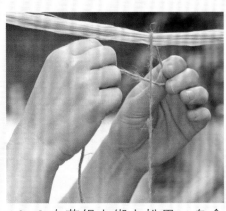

11 在草绳上绑上松果、鸟食链和苹果圈，然后等待鸟儿飞来。

▲享受飞到花园里的鸟儿在你制作的鸟食带上进食的景象和声音。

室内花园

如果没有花园或者到户外有困难，那么就把花园搬到室内。你仍然可以享受园艺活动，例如，在室内或者窗台种植盆栽。

如何完成

种植自己喜欢的植物，而不是选择那些会在室内蓬勃生长的植物。可以尝试装饰性的植物（例如秋海棠或者常春藤），以及可以食用的植物（例如香草或者简易蔬菜）。

■ 首先准备所有需要的物品，例如营养土、工具和植物。

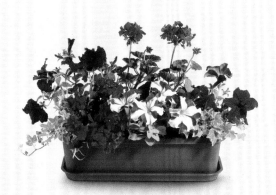

▲ 不要忘记窗台，它刚好可以放置窗台花箱。

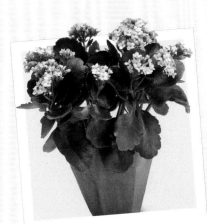

长寿花

▶ 这里有一些针对室内种植简易植物的建议，也可以查看网络或者园艺图书资料以触发更多创意。

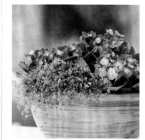

非洲堇

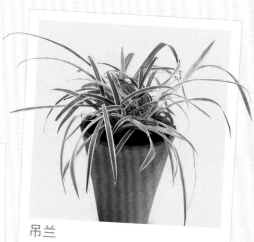

吊兰

话题讨论

其他你能够种植的植物

·

什么是植物种植箱？

·

你喜欢种植和吃的草本植物

要点

✓ 温和的活动

✓ 1人

✓ 生产活动

✓ 20分钟

✓ 容易

! 涉及工具的使用

这个活动的作用

室内园艺可以改善家里的空气质量和提升愉悦感。

· 种植室内植物可以刺激你对颜色和味道的感觉。如果种植了香草或者蔬菜，还可以刺激味觉。

· 饮食中包含粗粮和健康食物可以提供额外的维生素和矿物质，这些有利于你的健康。

· 你会使用大量的身体技能来管理植物和使用工具。

· 需要认知技巧（尤其是专注力和注意力）用于完成活动。

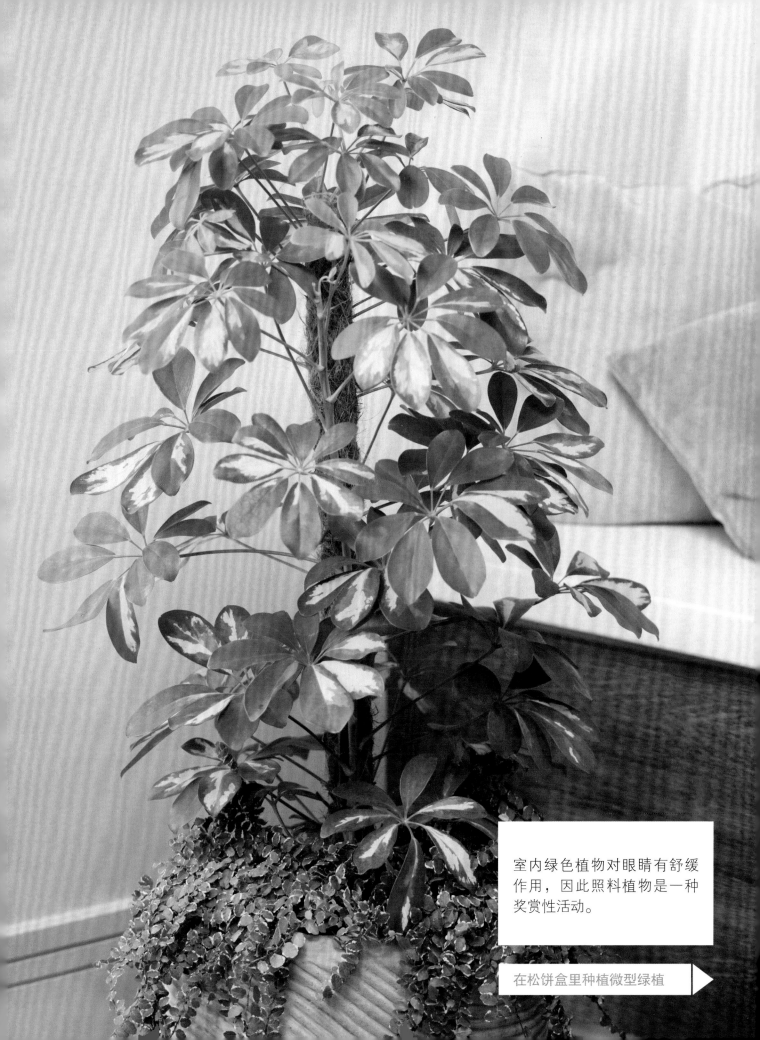

室内绿色植物对眼睛有舒缓作用，因此照料植物是一种奖赏性活动。

在松饼盒里种植微型绿植 ▶

在松饼盒里种植微型绿植

微型绿植是指当草本植物还很小时就被收割的叶子。它们非常适合制作沙拉或者装饰菜。比起长大后的植物，其营养成分多出40％以上。微型绿植在生长至10天左右就可以吃了。

工具和材料
- 微型绿植的混合种子
- 碗和水
- 大的硅胶松饼盒
- 剪刀
- 种子肥料
- 蛭石
- 防水托盘
- 洒水壶
- 修枝剪或者厨房剪

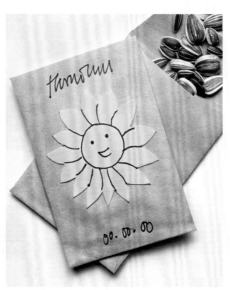

1 浸泡大粒种子，例如葵花籽。在播种前用一碗水浸泡一整夜以帮助它们发芽。

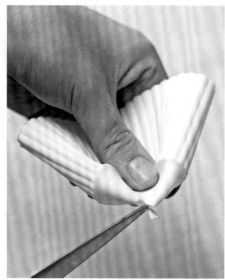

2 将松饼盒对折，然后使用锋利的剪刀将底部剪掉一点，制造一个小的排水口。

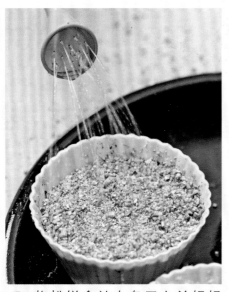

6 将松饼盒放在盘子上并轻轻地洒水。把盘子放在明亮却不会被太阳直射的窗台上。

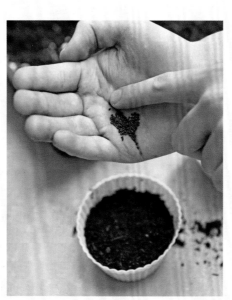

7 每隔几天播种一盒，这样可以让收割嫩苗的时间持续得更长。

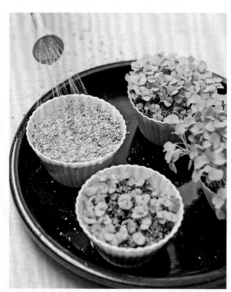

8 经常给植物浇水和转方向，这样可以保证茎长得更直。

其他容器

可以使用其他容器，例如花盆、鸡蛋盒或者酸奶盒。首先将它们洗干净，然后给每一个容器剪一个排水口。

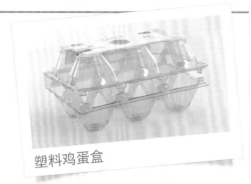

塑料鸡蛋盒

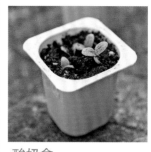

酸奶盒

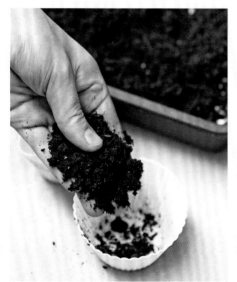

3 用肥料填充盒子，并留5毫米高的空缺，再用手指轻轻压实。

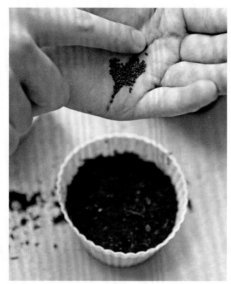

4 在肥料上播上厚厚的一层种子，并用手指轻轻地将种子压入表面。

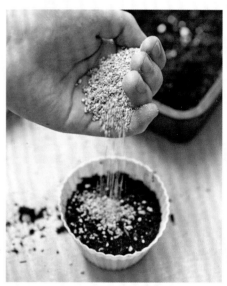

5 在种子上铺一层薄的蛭石，帮助保持湿润并透光，使种子更好地发芽。

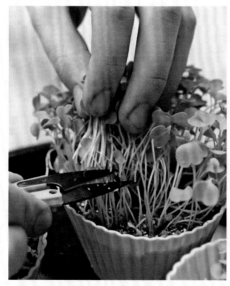

9 一旦真叶长出来，马上使用剪刀按需剪下幼苗。

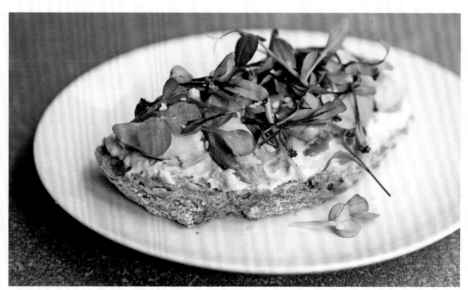

▲ 鲜嫩的叶子搭配着三明治、沙拉或者其他美味熟食，尽情享用吧。

重温过去

回忆过去是一件很棒的事，因为它可以勾起我们对生活中已发生事件的记忆以及对这些事件的感受。其中有些记忆是积极向上的，而有些记忆则不然——我们应该专注于享受那些让自己感到自豪的时刻。与家人、朋友一起回忆自己以前的生活可以让大家的关系更加亲密，也能让自己的精神更加振奋。因此，探索多种多样的方式来回顾自己的过去，以重新体验那些构成自己生活的特殊想法、感受和记忆。

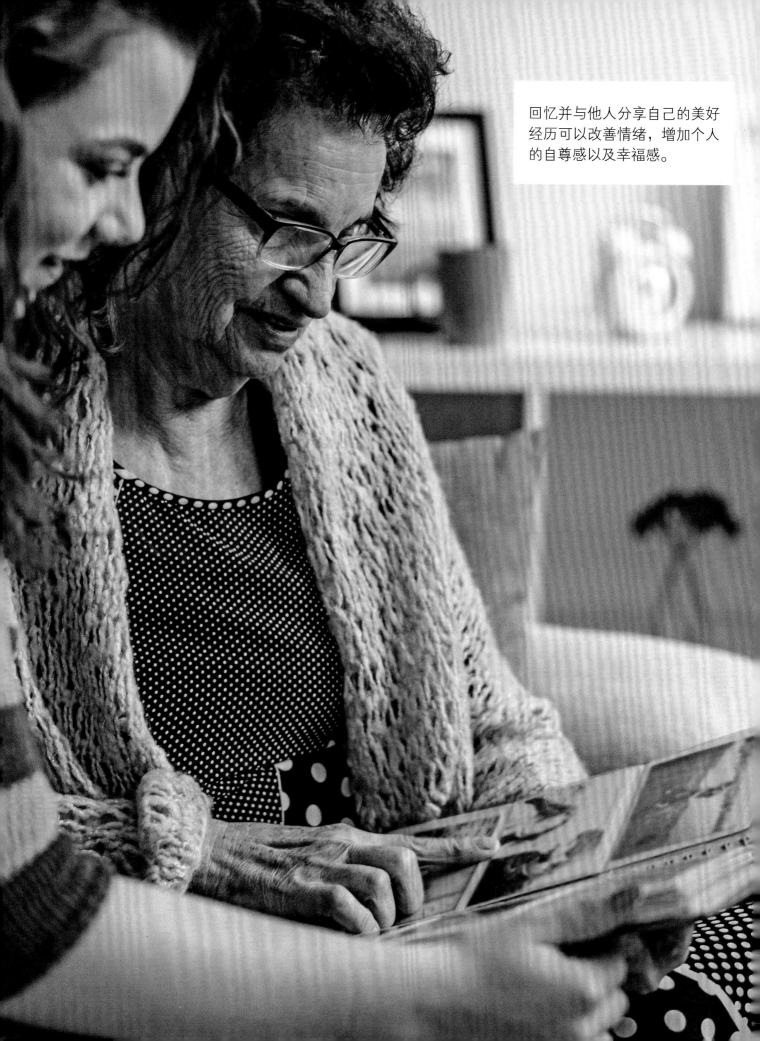

回忆并与他人分享自己的美好经历可以改善情绪，增加个人的自尊感以及幸福感。

翻看老照片

如果对早年生活的记忆比对近期生活的记忆更加深刻，那么你可以尝试翻翻家里的老照片，或回老家看看，抑或重回旧地游玩。这些老照片可以唤醒记忆，而这些记忆则可以与家人和朋友分享。

如何完成

每个人都是自己生活的专家，对自己生命过程中发生的事最为了解，所以这个活动比较容易施行。

■ 如果需要，可将照片放大复制，以便更容易看清，也可保护原本的照片。

■ 如果照片附有具体的信息，如照片内的人员、地点、日期等，将对回忆很有帮助。如果个人很难记住当时的细节，则可以请照片上的其他人帮助自己回忆。

■ 一边浏览每张照片，一边讲述被唤醒的记忆和故事。

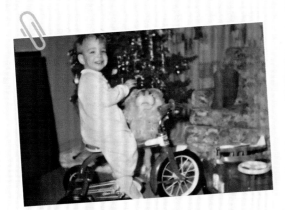

有意义的回忆
限制每次看照片的数量，即使一张照片也足够了。

要点

✓ 轻体力静态活动

✓ 1人或多人

✓ 休闲活动

✓ 5~60分钟

✓ 容易

！有些照片可能会引发不好的或痛苦的回忆

这个活动的作用

拿着老照片翻看可以是一个很好的开启话题的方式，而且可以充分使用自身的沟通技巧，并保持自己社交参与的能力。

· 老照片可以唤醒自己情绪的记忆——即拍照当时的感受。

· 回忆以前发生的事件、相关的人物以及涉及的地点可以提高一个人的认知技能及面部识别能力，帮助保持自身的定向功能。

· 回忆过去有时候可能开启那些被封存的记忆，例如，看着一张母校的照片可能会帮助你记起某个历史性日期，或想起那会儿在学校学过的某首诗。

话题讨论

你什么时候买的第一部照相机？

·

黑白照片与彩色照片

过去的时尚：是真时尚还是假时尚？

胶片照片与数码照片

编制相册

如果将个人的照片编制成一个或几个相册，那么就可以创建一个永久的记录让自己欣赏，并与他人分享。

如何完成

在开始整理照片前，首先确定一个主题来帮助自己分类。此外，也可以制作多本相册。

■ 尝试使用在线公司帮助自己创建电子相册。如果以前没有做过而不会做的话可以寻求帮助。

■ 把照片放在托盘上进行分类，那么当你累了想休息一下时，可以很容易就把这些照片收好，以便待会儿继续整理。

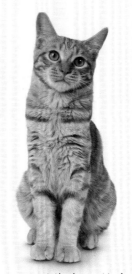

▲ 可以为自己的宠物也制作一个小的相册。

这个活动的作用

在整理照片时也会唤起许多回忆，因此在制作自己相册的同时可以和他人分享这些记忆。

• 看到照片中自己积极的形象会让自己感觉很好，能增加幸福感。

• 在这个过程中需要使用一系列的认知技能，如决策、计划和组织能力。

• 处理照片可帮助保持良好的手眼协调能力及手指的灵活性。

• 当重温旧日时光并讨论我们的装扮时，愉悦的心情会让大脑产生一定的内啡肽。它对一个人的记忆力、沟通能力和社交能力均能产生积极的影响。

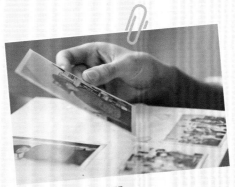

将自己的照片进行分类

在制作相册前先收集和整理自己的照片。可以按照个人对照片的喜好程度进行排序。

一个合适的相册

带有塑料袋或自粘页面的相册使用起来比较容易。

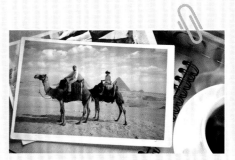

选择一个主题

相册可以是你生活的记录：难忘的一个假期，抑或是个人的爱好等。

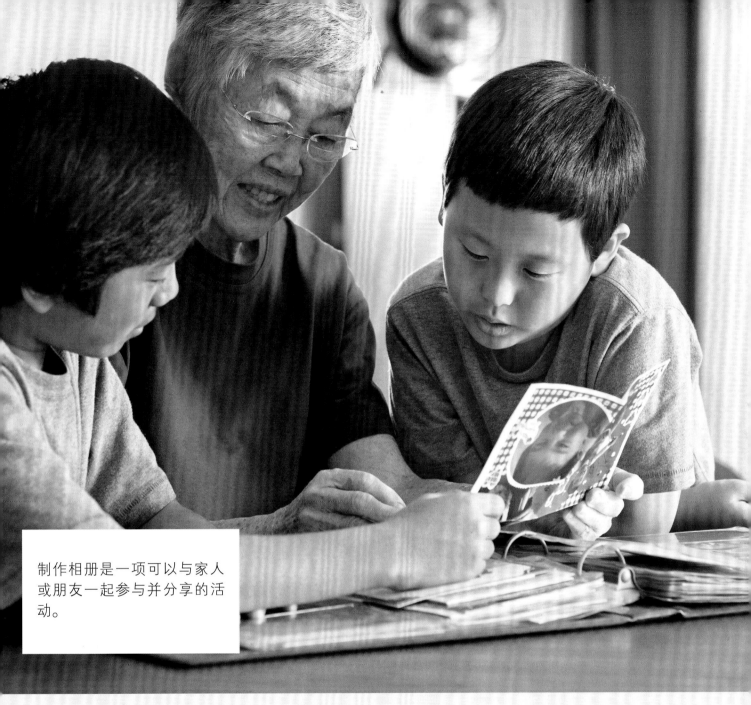

制作相册是一项可以与家人或朋友一起参与并分享的活动。

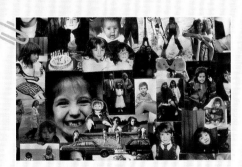

照片拼图
可以用相框来展示自己比较喜欢的照片，或者用自己喜欢的照片来创建拼图。

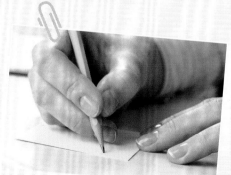

标记
给每张照片标明时间、人名、地点和日期等信息。

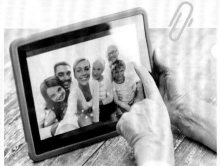

电子相册
将个人的数码照片上传到电脑制作成电子相册，以取代纸质相册。

绘制家谱树

把自己的家族历史制成图谱以传给后代。这可以是一次性的活动，也可以是一个长期跟进的研究项目。它可以激发想象力，并开启一段探索久违的家族的旅程。

如何完成

首先从收集绘制家谱树所需的所有信息开始。然后把已经知道的信息记录下来，再让家人来填补空缺的信息。

■ 可以使用在线家谱网站或查阅当地图书馆等的旧记录，以帮助自己完成该研究。你可能需要找个人帮忙做记录。

■ 可以使用下面的模板来绘制个人的家谱树。

■ 确定如何描绘家谱树。可以由个人画出家谱树的主线，再由家庭成员展开，也可以使用打印的图表或做成拼贴画。

要点
- ✓ 轻体力静态活动
- ✓ 1人或多人
- ✓ 生产活动
- ✓ 灵活的时间安排
- ✓ 难度随研究数量而变化
- ！可能同时触发正面和负面的情绪

这个活动的作用

绘制自己的家谱树并与家人分享调查结果，可以为家人间的联系（或再联系）提供机会。

· 绘制家谱树需要的主要是长期记忆和情景记忆，而通常认为长期记忆比短期记忆更可靠，因此这个活动可以让人对自身的能力更加自信。

· 这项活动为社交提供了一个很好的话题，同时也促进积极的交流沟通。

话题讨论

你们家几世同堂？

你能回忆起几代人？

你有最喜欢的亲戚吗？

在你的家谱树中，生活发生了怎样的变化？

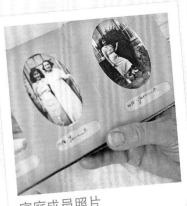

家庭成员照片

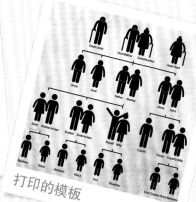

打印的模板

▲ 这里有可用的打印出的家谱树模板。可以直接添加自己的家庭成员的照片，以让家谱树更加个性化。

使用这个简单的模板

把这个模板复制到一张更大的纸上，然后开始往家谱树中添加信息：首先将自己的详细信息放在树的正中间。

■ 然后根据提示添加其他家庭成员。如果需要添加更多的人，例如更多的兄弟姐妹，则需要再添加一些额外的方框。

■ 画线条将相关的两个方框连接起来——如果他们离婚了，则画虚线。

■ 把兄弟姐妹放在同一行，大的在左边，小的在右边。

■ 还可以添加出生日期、结婚日期及死亡日期等详细信息。

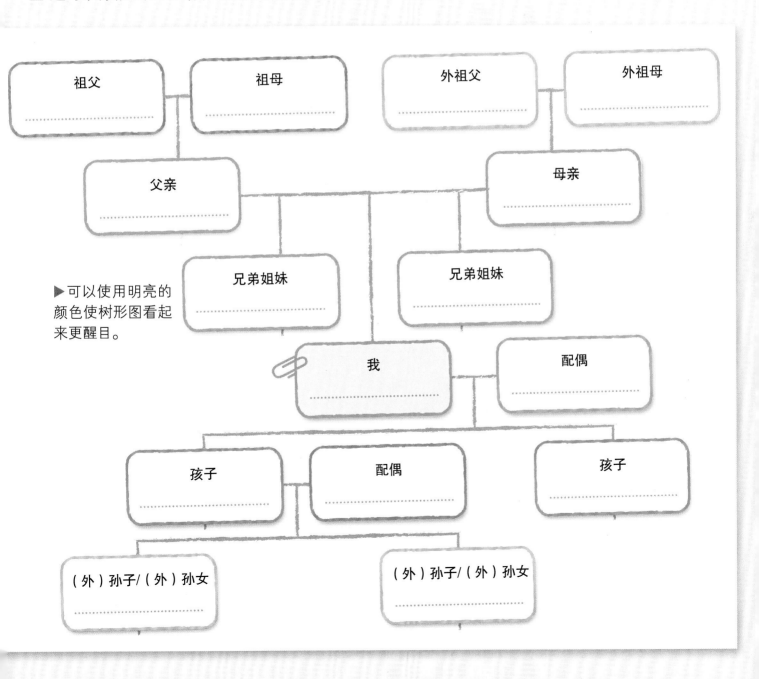

▶ 可以使用明亮的颜色使树形图看起来更醒目。

填充记忆盒

每一个记忆盒对自己而言都是独一无二且私人的。享受填满它的过程，然后再翻看它——可以自己看，也可以与家人或朋友们一起分享记忆。

如何完成

将珍爱的纪念品收集到一起，并将它们整理分类，挑选出适合放进记忆盒里的物品。

■ 考虑为每个物品制作标签或简短的故事卡片来获取特殊的回忆。

■ 将物品放在盒子中，这样想重温记忆时就可以把它们拿出来。

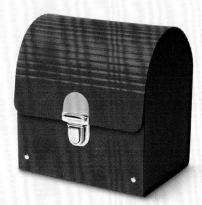

▲ 选择一个大小合适的、带盖子的盒子，例如鞋盒、珠宝盒或者塑料储物盒等。

要点

✓ 轻体力静态活动

✓ 1人或多人

✓ 生产活动

✓ 没有时间限制

✓ 容易

! 可能同时触发正面和负面的情绪

! 避开重的或尖锐的物品

这个活动的作用

处理实物的经历对健康的益处表现在许多方面。

· 看、闻、触摸都与大脑中的信息处理过程有关。它们有助于激发长期记忆，反过来也有利于短期记忆。

· 与他人分享记忆可以提升沟通技巧，通过认可自己在生活中的成就来增强自我意识。

· 与周围的人保持联系可以增强人们整体的积极情绪和信心。

特别好用的小建议

你也可以放入奖杯、奖牌，以及有感情价值的小摆设或旧照片。

剪报可以标记重要的日期。

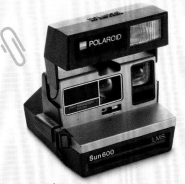

业余爱好
你可以把注意力集中在生活中特别感兴趣的东西上，比如爱好收藏中的精选物品。

信函
也许可以每次看几封旧信件。它们能激起强烈的情绪。

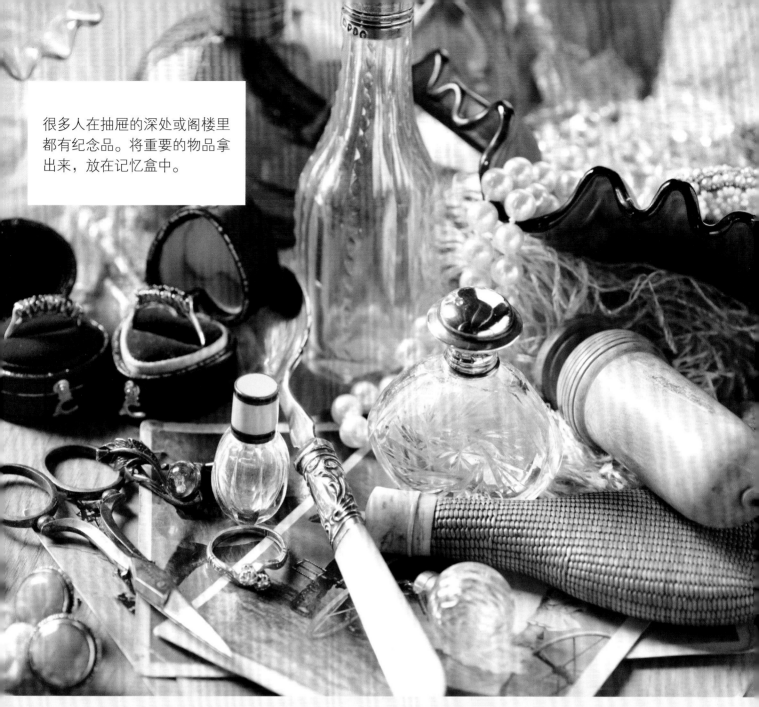

很多人在抽屉的深处或阁楼里都有纪念品。将重要的物品拿出来，放在记忆盒中。

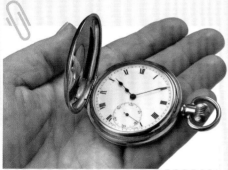

传家宝
放入生命中特别珍贵的物品，如家传的珠宝等。

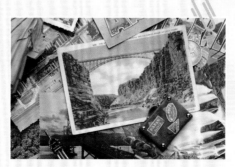

主题盒子
创造不同主题的盒子，例如最喜欢的乐队、运动队或者旅行等。

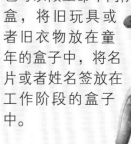

生命的不同阶段
也可以做生命不同阶段的记忆盒，将旧玩具或者旧衣物放在童年的盒子中，将名片或者姓名签放在工作阶段的盒子中。

制作剪贴簿

制作剪贴簿是一种在一个本子中展示你的爱好和消遣活动的流行方式。根据个人喜好，可以将它做成简洁基础的，也可以做成精致复杂的。

如何完成

收集想放在剪贴簿里的所有东西，以及用来写回忆内容的标签或者纸张、胶水、剪刀和任何装饰品。

■ 在工作台上使用红色或对比鲜明的桌布，使物品看起来更清晰明显。

■ 不要让你的工作空间过于拥挤，否则容易分散你的注意力。每次完成剪贴簿的一部分。

■ 在每页安排一个项目，并搭配一些装饰。写一些标签或注释，将它们粘贴上去。

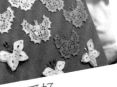

业余爱好

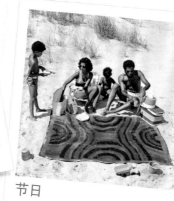

节日

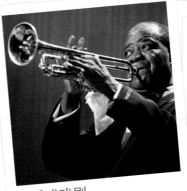

音乐或戏剧

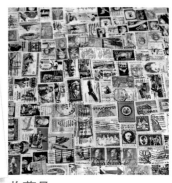

收藏品

话题讨论

业余爱好
·
业余爱好方面获得的相关成就
·
你喜欢收藏吗？
·
生命中难忘的事件

▲ 为你的剪贴簿确定一个主题：你感兴趣的任何题材或事件。

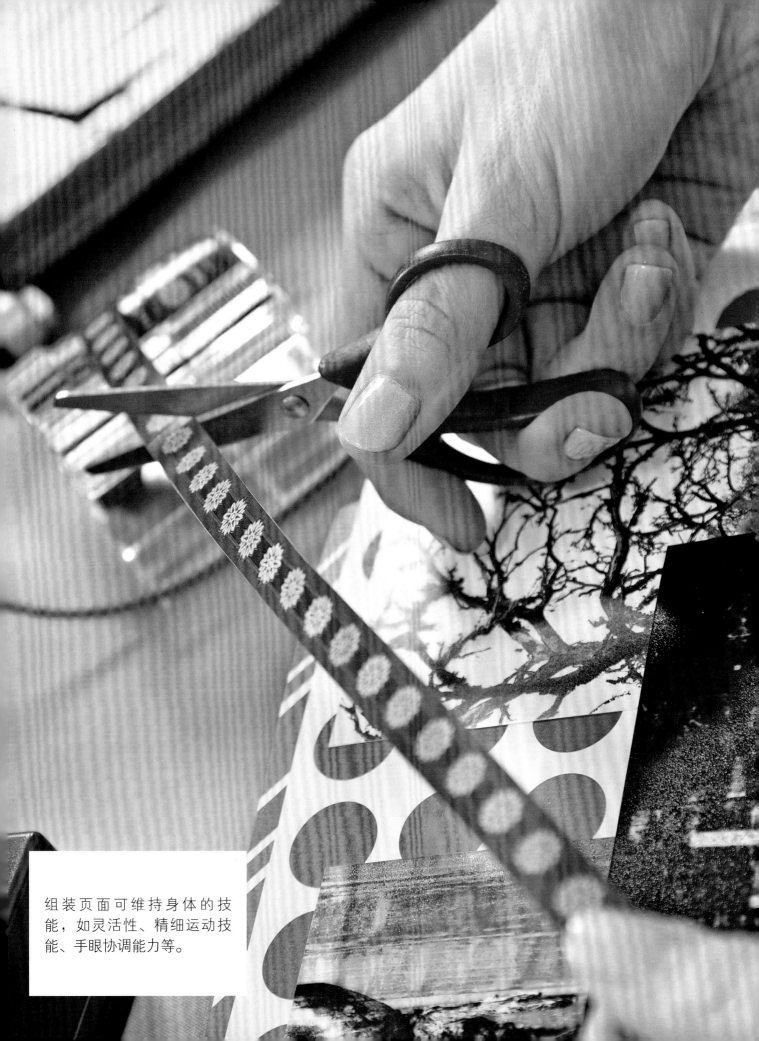

组装页面可维持身体的技能，如灵活性、精细运动技能、手眼协调能力等。

拓展阅读·有关电话的故事

19世纪末，亚历山大·格雷厄姆·贝尔（Alexander Graham Bell）发明了电话，在人类历史上引发了革命性的变化，开启了全世界的通信。直到1927年，电话才通过无线电波传输，当时第一通商业电话是在纽约和伦敦之间进行的。20世纪80年代，技术的进步使第一批商用手机成为可能。而今天的智能手机实际上等同于一台微型计算机。

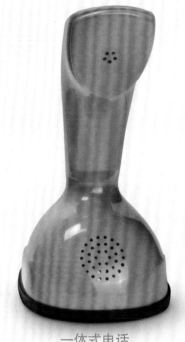

一体式电话
（1940年代）

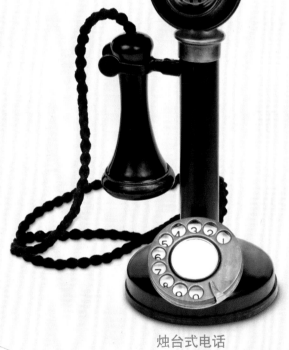

烛台式电话
（1900年代）

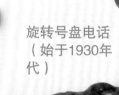

旋转号盘电话
（始于1930年代）

话题讨论

你认为贝尔的发明为世界带来了什么样的影响？

手机是否扼杀了交谈的艺术？

你可以用手机做哪些事情？

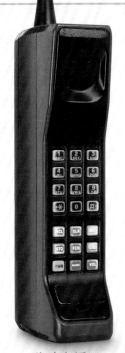

移动电话
（1980年代）

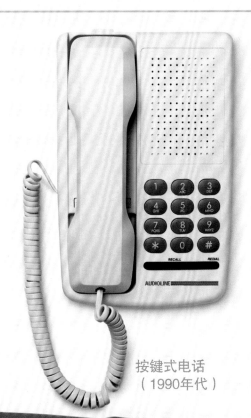

按键式电话
（1990年代）

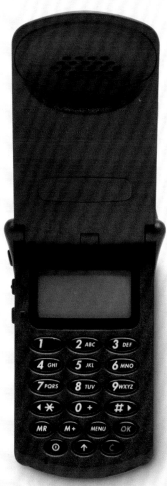

翻盖式手机
（1990年代）

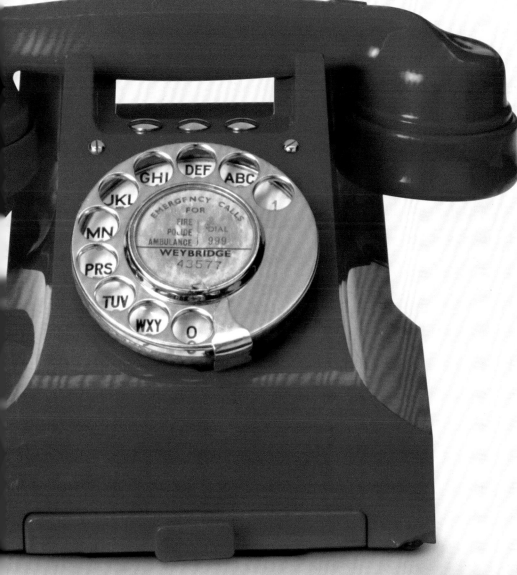

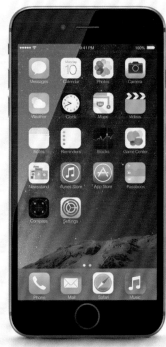

智能手机（2010年代）

记录生活故事

记录生活故事是一项对身心有强烈作用的、自由的、真实的活动。它可以捕捉到你独特的生活经历，让别人了解你真正的样子。

如何完成

你是最了解自己生活故事的人，记录方法并没有对错之分。

■ 收集生活中的纪念品。按时间顺序排列，选出最重要的。

■ 和其他人讨论你收集的物品，并写下与之相关的故事。概略地讲解会比回忆特定的细节更加容易。

■ 可以使用模板，在每一页中记录自己生活中的标志性事件，如校园生活、人际关系、工作生活、业余爱好等。

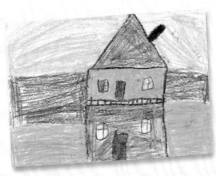

▲ 可以加入一些纪念品，例如自己儿时的画，或者孙子孙女们的艺术创作等。

要点

✓ 轻体力静态活动

✓ 1人或2人

✓ 生产活动

✓ 每次30~60分钟

✓ 中等技巧

! 可能同时触发正面和负面的情绪

这个活动的作用

记录我们自己特殊的生活故事对心理健康有着长效的、正面的作用。

• 回忆重大的生活事件（正面的或者负面的）需要长期记忆和情景记忆。物品甚至气味都能够帮助我们记忆。

• 回忆充满挑战的时光并不是一件坏事——谈论这些挑战也是一种宣泄方式。

• 分享自己人生中的成就可以提高自信心和自尊心。

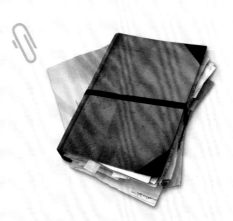

纸质记录
纸质收藏品包括文书、照片、证书等。

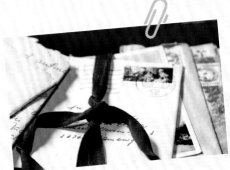

纪念品
包括所有可以粘贴在本子上的扁平的物品，如一绺头发、旧的明信片等。

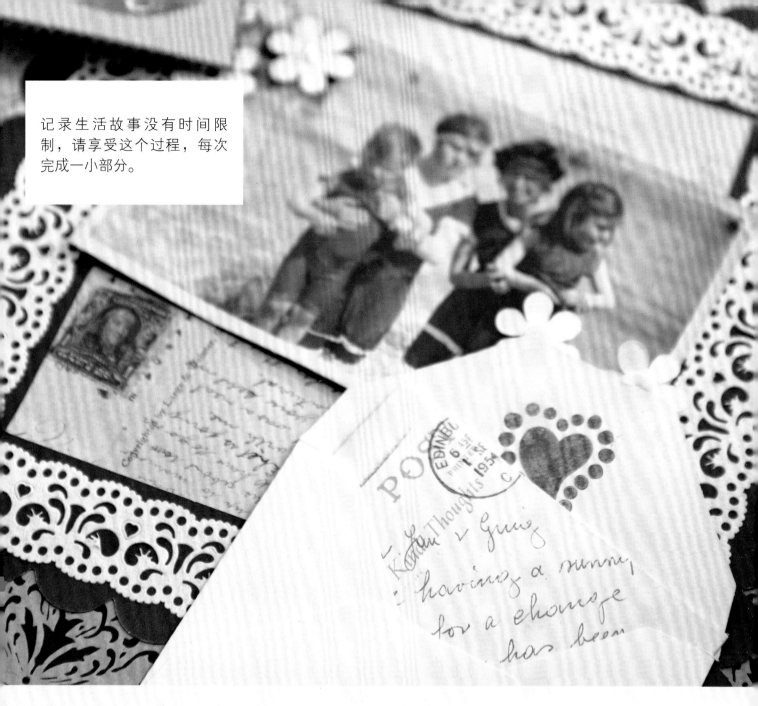

记录生活故事没有时间限制，请享受这个过程，每次完成一小部分。

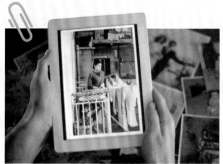

数字资源
去网上找一些生活故事的模板和过去的影像，如母校照片等。

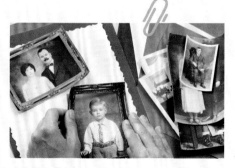

制作成册
将收藏品贴到生活故事册中，并在每一件物品旁边附上相关的故事。

特别好用的小建议

如果不做成册子，也可以做成视频或者记忆盒（详见第88~89页）。

如果制作过程中出现情绪上的难过，请试着向其他人表达出你的感受。

制作主题包

把你喜欢的或与爱好相关的物品装入一个袋子里。触摸这些物品可帮助回忆过去的经历、想法和感受。

如何完成

根据兴趣爱好或者过去的经验来决定一个主题。

■ 列出可以放入袋子的物品的清单。当找到这些物品时，在清单上画掉。

■ 选择一个适合此主题的包，并将你选择的物品放入包中。然后就可以使用了。

■ 用手触摸主题包中的物品，以重建与这些物品相关的感受和回忆。

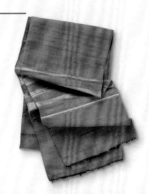

▲如果想不到主题，可以把一些触感好的物品放入一个收纳袋里，这些物品可以是不同形状、大小、颜色和材质的。

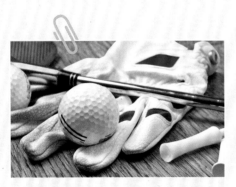

运动主题
如果你过去喜欢运动，可准备一个运动包，内含成套的工具、装备和奖牌、奖杯等。

工具
如果你是DIY爱好者，则会享受触摸你喜欢的工具的过程并解释每种工具的用途。

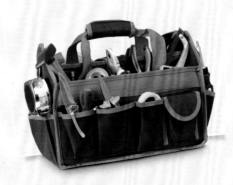

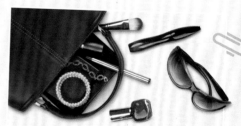

手提包
旧手提包中的手套、口红和珠宝等私人物品可能会把你带回到很久以前的事件中。

话题讨论

你还可以制作其他主题包吗?

在电影主题包里,你会放些什么?

为什么一些物品拿起
来很舒适?

假日主题包可以盛装海滩毯、泳衣、海滩探索的发现物、沙滩玩具和明信片等。

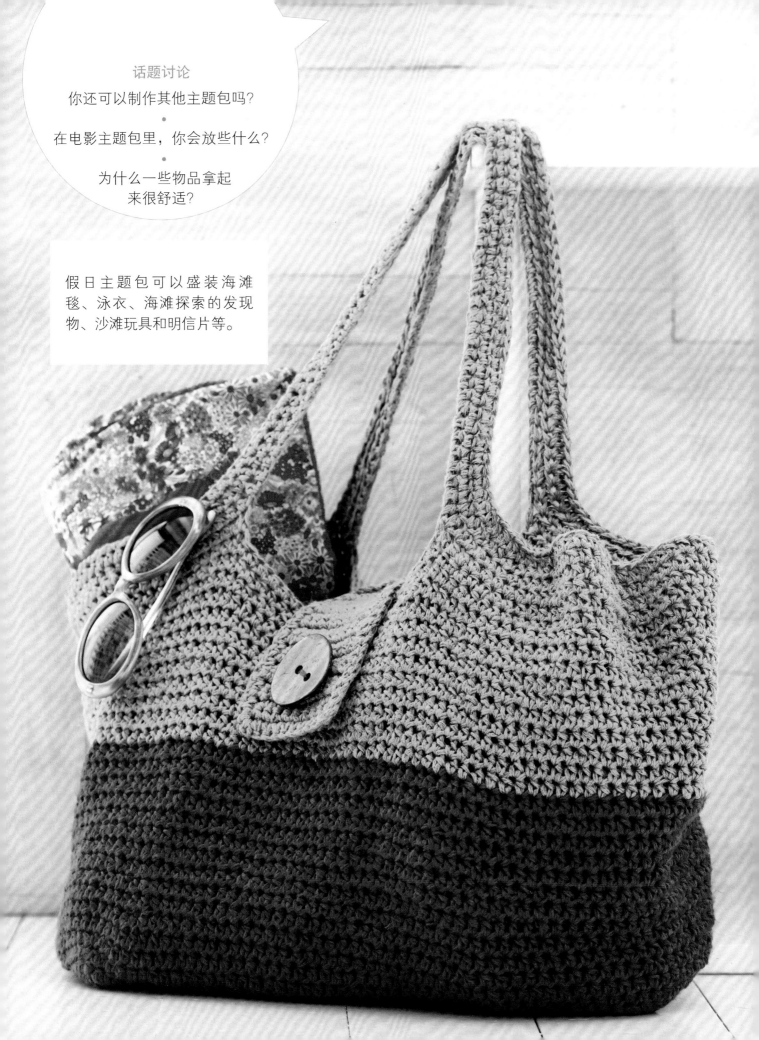

观看老电影

无论是临时的还是计划好的，无论是自己还是在朋友或家人的陪伴下，看电影都可以将你带到另一个世界。

如何完成

在电视或电脑上观看付费电影，把影片从图书馆中借出观看，或去附近电影院观看。

■ 不要观看暴力或战争题材的电影，因为这可能会触发一些让你不舒服的负面情绪或记忆。

■ 如果集中注意力比较困难，避免观看情节复杂的影片：音乐剧是不错的选择。

■ 如果有人陪你看电影，可以间歇性讨论已看的电影情节：这将帮助你集中注意力。

▶ 有许多不同种类的电影可供选择。喜欢的老电影最能唤起回忆，例如什么时候看的影片，和谁一起看的。

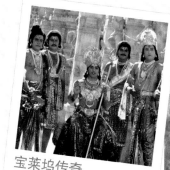

宝莱坞传奇

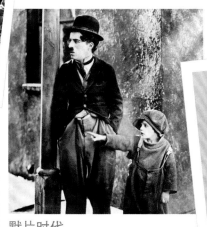

默片时代

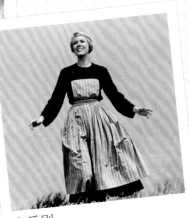

音乐剧

话题讨论

描述你喜欢的电影

你曾经模仿过电影明星的发型吗？

哪些电影惊心动魄？

哪些电影出现过经典语录？

要点

✓ 轻体力静态活动

✓ 1人或多人

✓ 休闲活动

✓ 1小时30分钟~2小时

✓ 容易

这个活动的作用

观看喜欢的电影或家人聚会和郊游的家庭影像记录会触发情绪记忆。

· 当重新观看熟悉的电影时，情景记忆可以使你记起熟悉的短语或场景。

· 跟随电影情节需要注意力和集中力。选择一天中精力充沛的时间，以最大限度地受益。

· 一边欣赏喜剧一边欢笑，刺激内啡肽释放以改善情绪。

· 与他人一起观看电影可创造社交和分享回忆的机会。

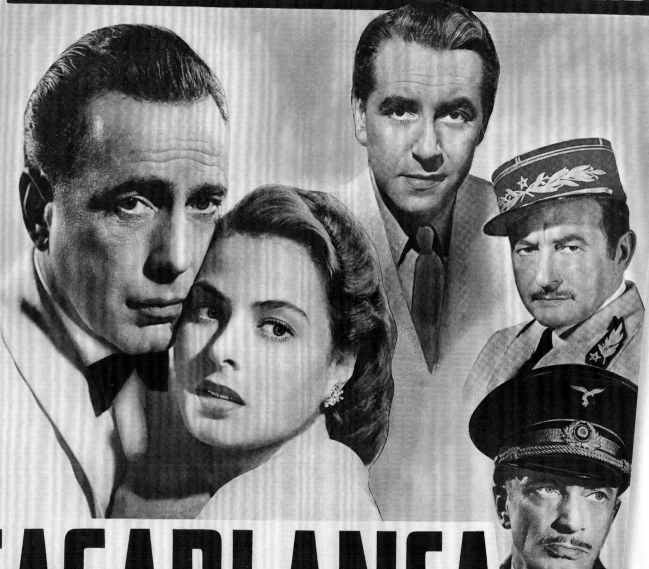

一些电影院会放映没有冗长枯燥预告片的老电影。

制作爆米花

制作爆米花很容易，但确实需要使用热油和煮沸的糖，因此要当心。在一些制作步骤上你可能需要帮助。不用10分钟，就足以制作一大碗。

工具
- 带盖子的炖锅
- 中号炖锅
- 木勺子
- 大的搅拌碗
- 单人碗或单人纸盒

材料
- 2汤匙烹饪油
- 100克爆米花用玉米粒
- 50克黄油
- 50克软红糖
- 75毫升（3汤匙）金色糖浆

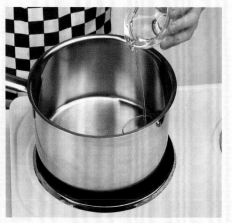

1 将油倒入锅中，仅加入3粒或4粒玉米粒。然后将盖子盖上。

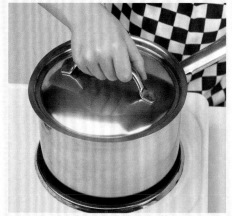

2 用小到中火加热，直到所有玉米粒爆裂。现在油已经足够热了。

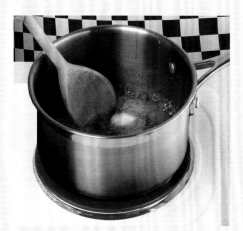

6 将黄油、软红糖和糖浆放在另一个锅中。煮沸2分钟，不断搅拌，制作太妃酱。

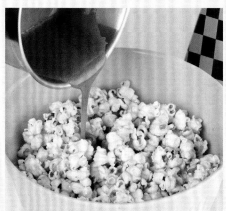

7 关火。把爆米花倒入搅拌碗中，然后淋上温热的太妃酱。

更多口味的爆米花

尝试制作不同口味的爆米花。遵循步骤1~5，除了制作太妃酱以外，还可尝试添加奶酪碎、干香草、熔化的巧克力或者枫糖浆。或者制作经典口味，在热的爆米花上撒上盐或糖，然后加入50克熔化的黄油进行搅拌。

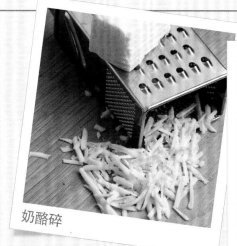

奶酪碎

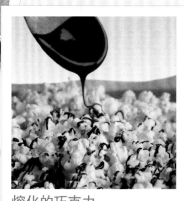

熔化的巧克力

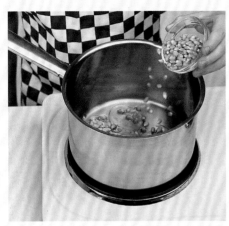

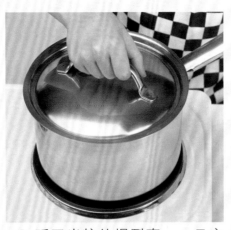

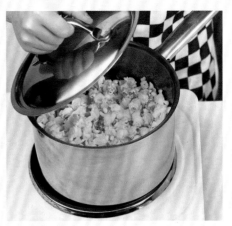

3 取下盖子，迅速倒入所有玉米粒。盖上盖子，加热1分钟左右。

4 听玉米粒的爆裂声。一旦它们停止爆裂，轻轻摇晃炖锅。

5 关火。取下盖子以放出蒸汽。盖上盖子，将锅放到旁边。

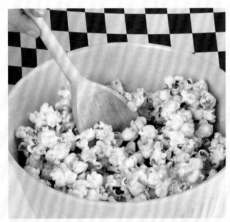

8 搅拌爆米花，直到太妃酱冷却并凝固，以便均匀地覆盖爆米花。

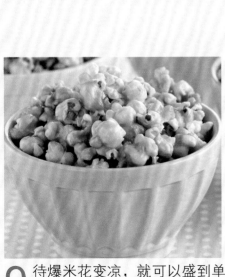

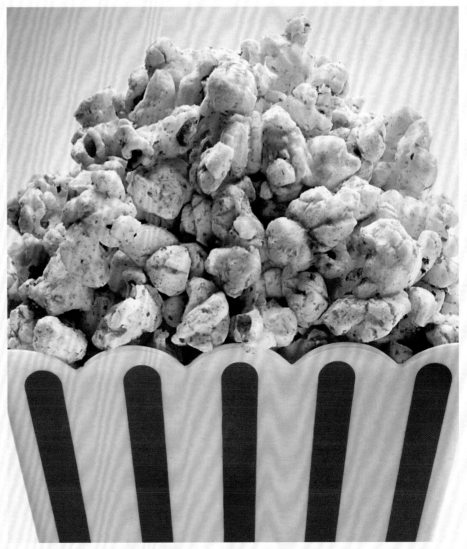

9 待爆米花变凉，就可以盛到单人碗或者单人纸盒中享用了。

▲ 使用纸盒装爆米花会让观看老电影时更加像在电影院看电影。

音乐与舞蹈

音乐提供了一种强大的手段来与他人建立联系，探索你的记忆，发现快乐的时刻。演奏你会的乐器，听你最喜爱的音乐，将更多的音乐带入你的生活。唱歌会刺激整个大脑，所以即使在说话变得困难的时候，你也可以从天生的唱歌和节奏反应能力中获得乐趣。跳舞也可以让你活在当下，表达自己。

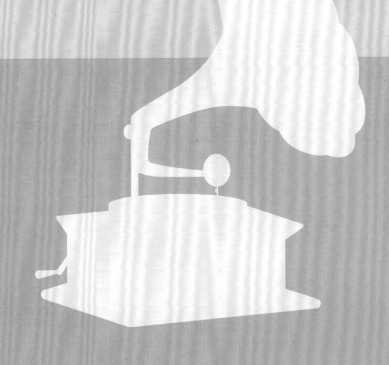

跳舞

跳舞可能被认为只是一项体力活动，但它对大脑也是一项奇妙的锻炼，并被证明能改善记忆力。

如何完成

最简单的方式是，播放一些音乐，跟着节奏跳舞。如果想学一支新的舞蹈，或者和其他人一起玩，你可以参加一个课程，或者找一个会跳舞的朋友来教你。

■ 如果不能站立，可以考虑坐在椅子上的舞蹈。

■ 如果在家跳舞，请清理房间的一个区域，确保没有被绊倒的危险。

▶ 跳舞是一项极好的社交活动，无论是参加正式的活动或下午茶舞会，还是上一堂舞蹈课。

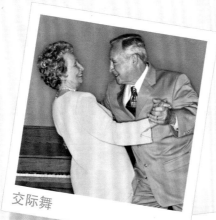
交际舞

话题讨论

舞伴

·

最喜爱的舞蹈风格

·

有舞蹈片段的音乐剧和电影

·

在特殊活动中跳舞的回忆

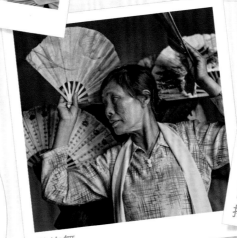
民族舞

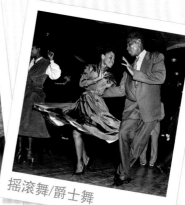
摇滚舞/爵士舞

要点

✓ 活跃性活动

✓ 1人、2人或团体

✓ 休闲活动

✓ 30~60分钟

✓ 中等难度

! 需要照护，取决于健康状况

这个活动的作用

舞蹈涉及协调性、提前思考（这有助于创造性思维）和音乐感知。它也会刺激情绪。

· 学习新舞蹈有助于创造脑细胞之间的新连接，使大脑更具弹性。

· 如果一直跳舞，使用程序记忆来跳熟悉的动作，可以加强脑细胞间现有的连接。

· 身体动作可以改善视觉感知功能、平衡功能和空间记忆力，同时也会将内啡肽释放到大脑中。

· 跳舞是一种表达自我的好方法，不需要为语言而困扰。

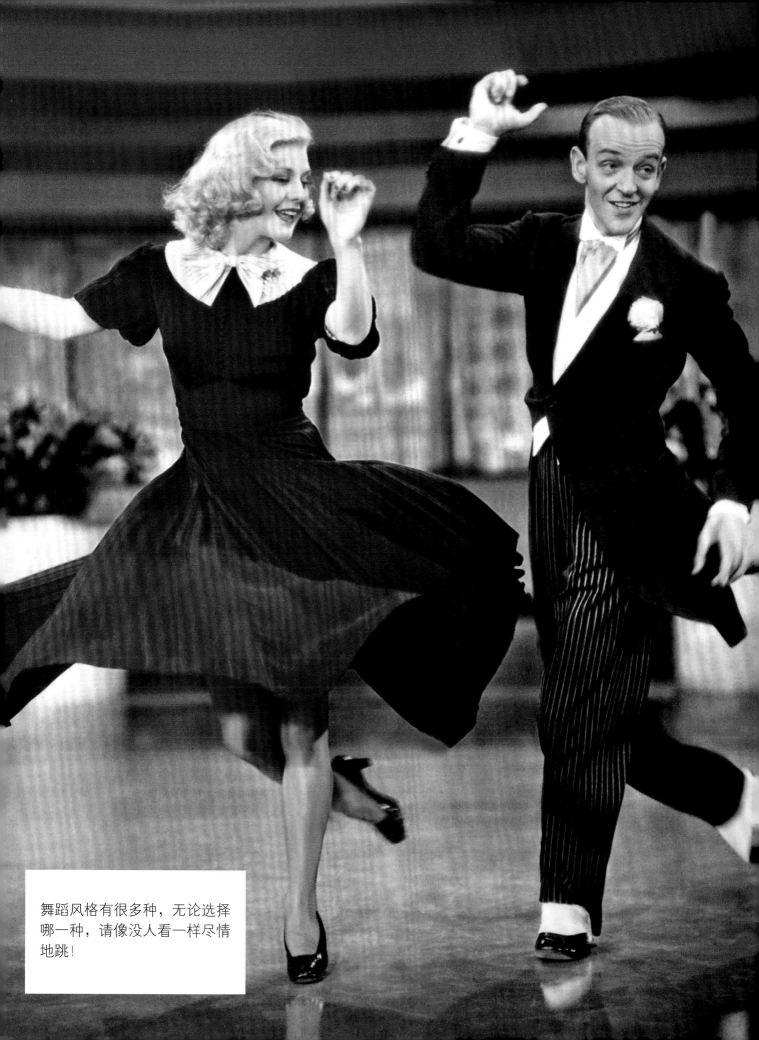

舞蹈风格有很多种，无论选择哪一种，请像没人看一样尽情地跳！

听音乐

听音乐是一种刺激大脑的简单方法，因为它能到达大脑的某些部位，而这些部位不能通过其他形式的交流到达。

如何完成

音乐可以是舒缓的或刺激的，听音乐的品味可能因时间而异。

■ 睡觉前试着听轻音乐。

■ 唱歌、吹口哨、鼓掌或跺脚都是参与的方式，或者只是倾听。

■ 可以从做礼拜的场所欣赏赞美诗和音乐。

■ 可以自己听最喜欢的歌曲和音乐片段，或和别人分享，或去听音乐会。

要点

✓ 轻体力静态活动

✓ 1人或多人

✓ 休闲活动

✓ 30~60分钟

✓ 容易

! 可能引发强烈的感情和记忆

这个活动的作用

即使在说话变得困难之后，唱熟悉的歌曲并对音乐节奏做出反应的能力仍然存在。

· 来自童年时代和青年期的音乐和歌曲往往能唤起生动的记忆，帮助回忆往事、感受和人。

· 音乐能调节情绪，减少焦虑和抑郁。

· 听音乐鼓励我们动起来。

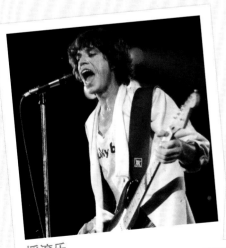

摇滚乐

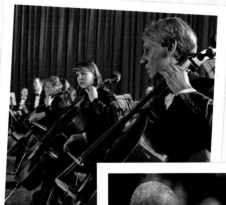

古典乐

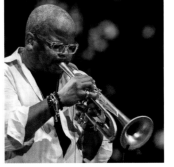

爵士乐

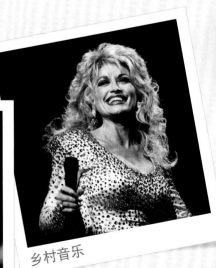

乡村音乐

▲ 如果发现曾经喜欢的音乐现在感觉太吵或节奏太快，请尝试其他类型的音乐。

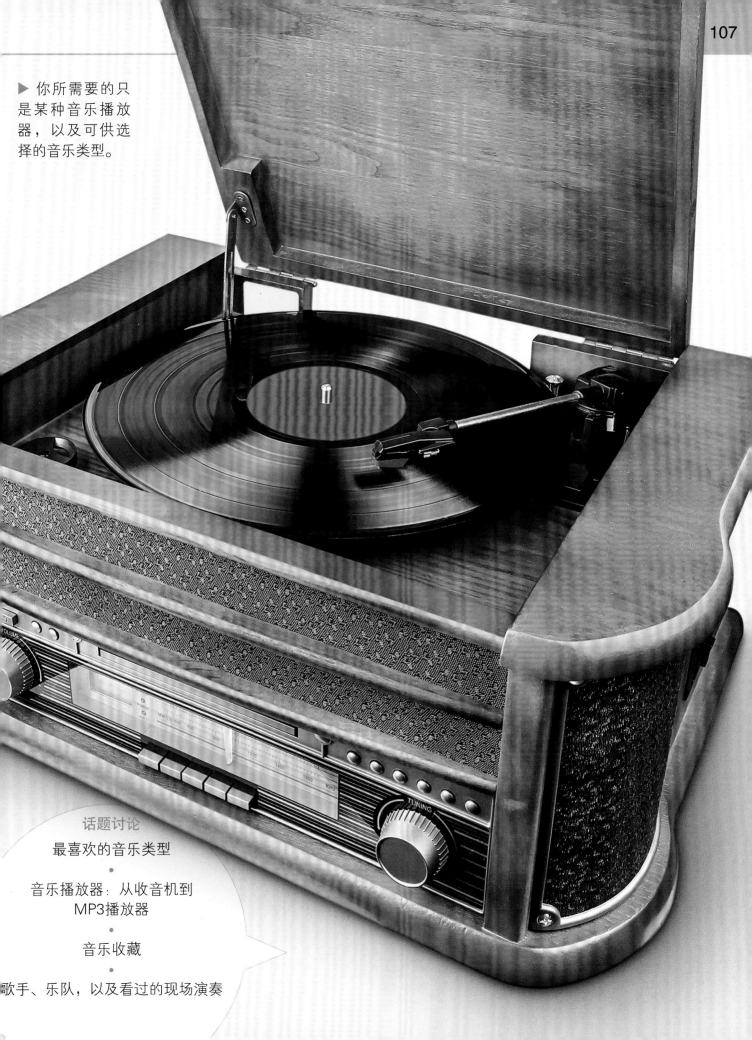

▶ 你所需要的只是某种音乐播放器，以及可供选择的音乐类型。

话题讨论

最喜欢的音乐类型

音乐播放器：从收音机到MP3播放器

音乐收藏

歌手、乐队，以及看过的现场演奏

拓展阅读·音乐剧

音乐剧作为一种将舞蹈和歌曲融入故事的戏剧形式，在20世纪初开始广受欢迎。好莱坞音乐剧电影，如《演艺船》《南太平洋》和《俄克拉何马！》，为全球观众带来了精彩绝伦的舞台作品。戏剧和音乐剧电影至今仍深受世界各地人们的喜爱。

▶ 经典音乐剧电影《绿野仙踪》于1939年上映。这是多萝茜（Dorothy）和稻草人、铁皮人、胆小的狮子走在黄砖路上的剧照。

话题讨论

音乐是为故事添彩还是添乱？

哪种最好：现代音乐剧还是老的好莱坞大片？

你最喜欢的音乐剧

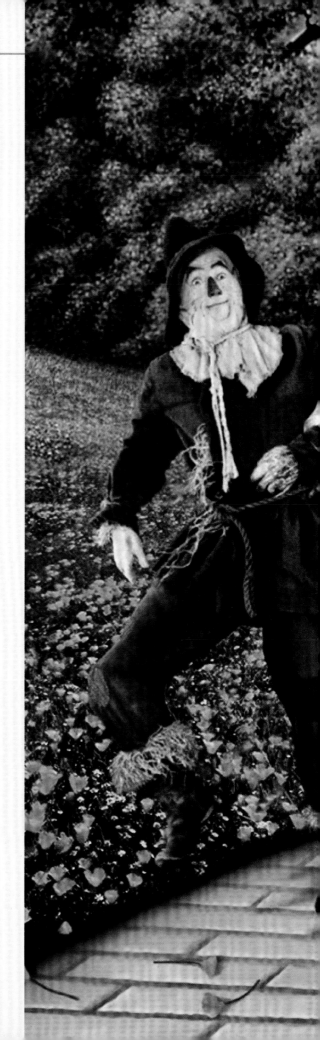

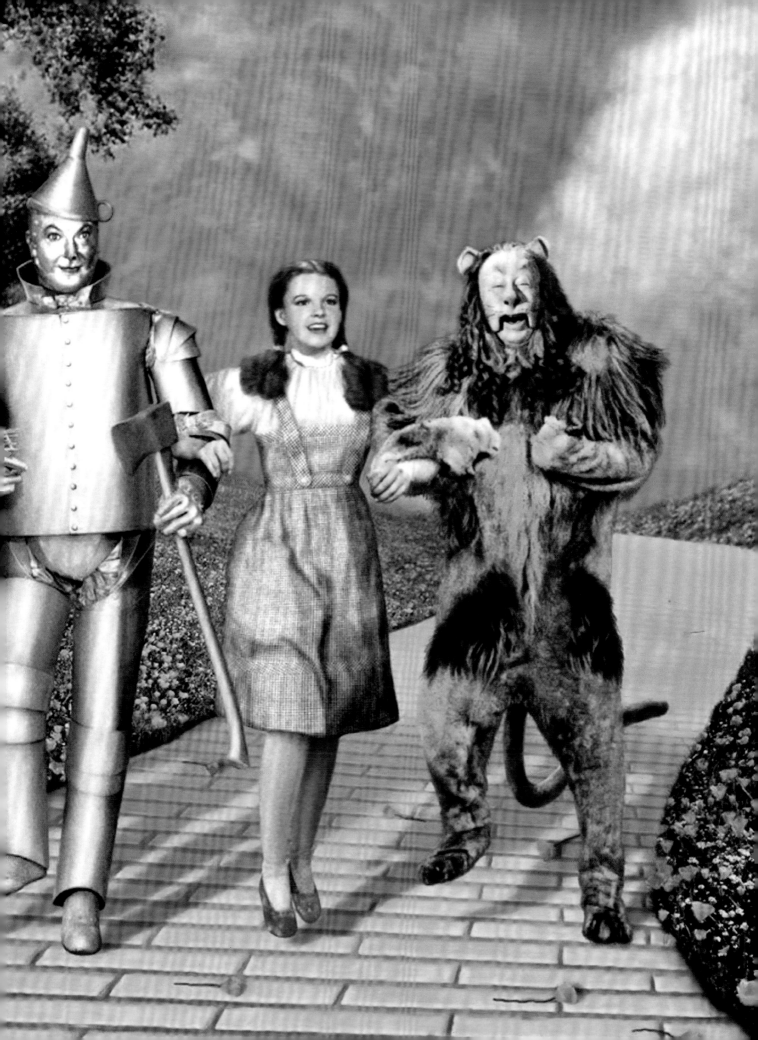

创建播放列表

创建适合自己不同情绪的曲目或歌单。曲目易于搜寻会鼓励你多去听。

如何完成

创建一个或多个你喜欢的曲目播放列表。可以根据音乐风格或类别、名称或时间来排序。

■ 如果不知道如何创建数字播放列表，可以向家人或慈善网站寻求帮助。

■ 可以利用网上资源下载你喜爱的曲子。

■ 营造合适的氛围来听播放列表中的音乐。听轻松的音乐时把灯光调暗，听振奋人心的音乐时把声音调大。

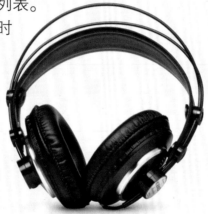

▲ 头戴式耳机最好：它能帮助你专注于音乐，并屏蔽掉令人分心的背景噪声。

这个活动的作用

音乐可以提升情绪，回想第一次听到这支曲子时的感觉，有助于维持自我认同感。

• 听熟悉的歌曲会刺激大脑不同的部位，包括负责记忆、情感、听力、语言和节奏的部位。

• 编排一个播放列表涉及多方面的认知技能——识别、决策、任务启动和注意力。

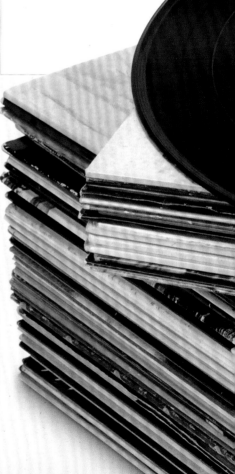

话题讨论

青少年时期的偶像

•

参加过的现场音乐会

•

原声音乐或摇滚乐

•

最喜欢的歌手或音乐家

▶ 从你的音乐收藏，黑胶唱片、光盘、磁带或数字产品（如手机、MP3播放器）中挖掘，制作自己的播放列表。

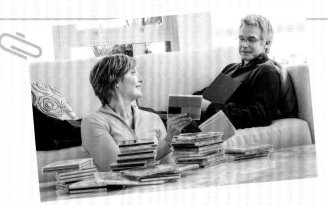

选择你的最爱
每听一张专辑，就把你最喜欢的曲子记下来，添加到播放列表中。

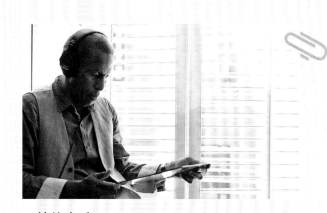

情绪音乐
创建不同情绪的音乐播放列表，比如放松的音乐和充满活力的音乐。

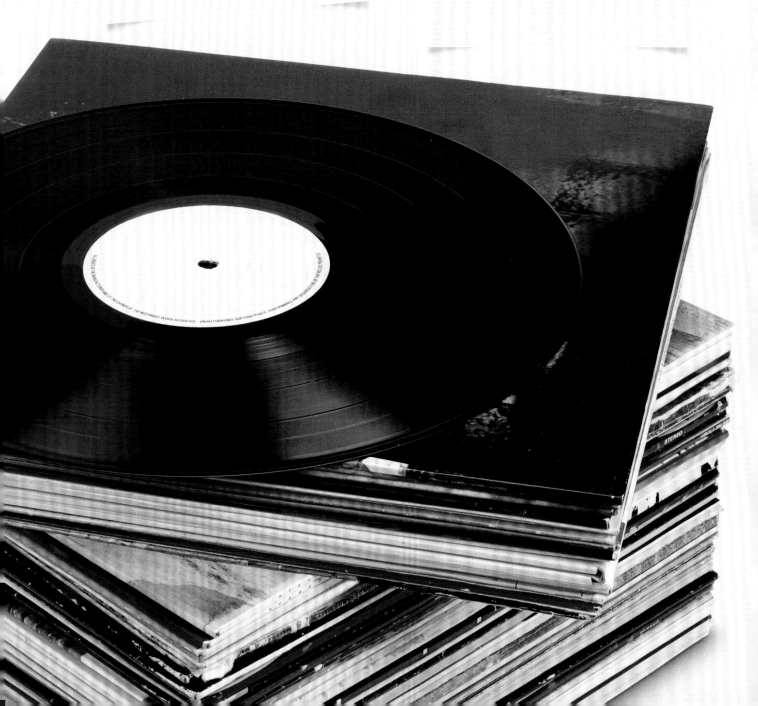

唱歌有益

当语言表达很困难时，歌唱的能力依然存在。即使记忆不可靠，你通常还会记得最喜欢的歌曲的歌词和曲调。

如何完成

唱歌没有对错之分。不要担心是否在调子上——只要唱并自娱自乐就好。

■ 如果不确定是否要加入当地的唱诗班/合唱团，可以考虑参加失智症患者的歌唱小组。这将帮助你建立社会关系，保持与他人的联系。

■ 如果想不起歌词，可以看卡拉OK屏幕显示的歌词。

要点

✓ 温和的活动

✓ 1人或多人

✓ 休闲活动

✓ 灵活的时间安排

✓ 容易

! 可能会触发强烈的情感和记忆

这个活动的作用

大脑掌管唱歌和跟随节奏能力的部位与掌管交流能力的部位是不同的。唱歌可以加强这些区域之间的联系，并可能改善交流情况。

· 这个活动不会产生挫败感，因此能对情绪产生积极的影响。

· 歌曲可以唤起对过去某一时刻的强烈情感记忆，帮助回忆起人物、时间和地点等细节。

▼ 唱歌无关乎场合，无论是在洗澡时，还是和家人一起，抑或是和一群人一起，唱歌都能让你心情愉悦。

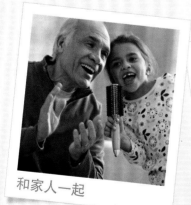
和家人一起

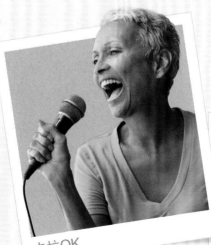
卡拉OK

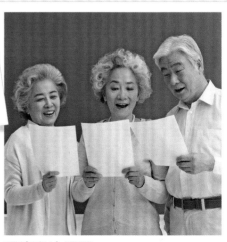
唱诗班/合唱团

话题讨论

做礼拜时唱的歌曲
·
可以轮唱的歌曲
·
来自世界各地的歌曲

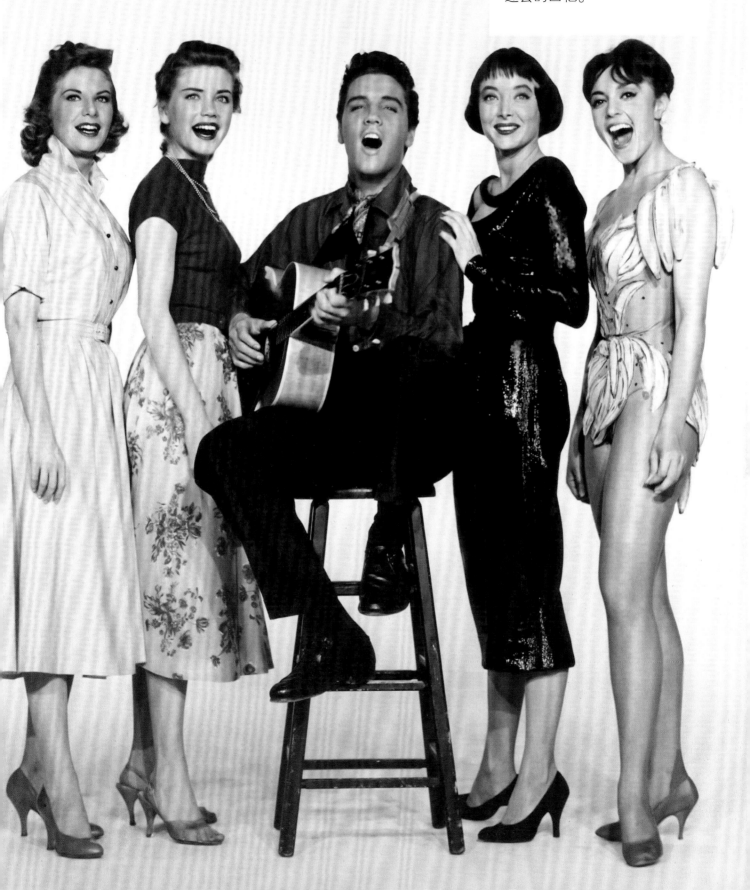

跟着熟悉的曲调或最喜欢的
歌手的录音唱歌，能唤起对
过去的回忆。

音乐之旅游戏

在这个游戏中，你可以一边享受唱歌，一边分享你生活中与歌曲相关的重要里程碑和活动的回忆。

如何完成

准备一些游戏卡片：拿10张卡片或纸，逐一写上人生里的重要里程碑、值得纪念的事件或活动，比如婚礼。

■ 2~4人玩，参与的人越多，歌曲的选择就越多样化。

■ 自由发挥想象力，跟着主题走，你可能会惊讶于自己能回忆起那么多的歌。

■ 这不是记忆力测试。如果忘记了歌词，那么就跟着哼唱。

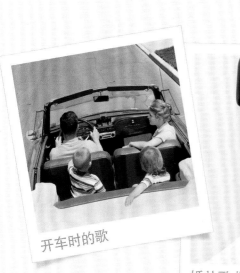

开车时的歌

婚礼歌曲

摇篮曲

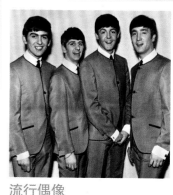

流行偶像

▲ 这是一些关于游戏卡片分类的主意。

音乐之旅游戏的规则

■ 选一张卡片，想一首匹配的歌曲。唱这首歌的第一句或副歌。

■ 轮流想一首歌来匹配同一类别，唱一段你记得的部分。

■ 其他人如果愿意也可以一起唱。

■ 当想不出更多这一类的歌曲时，选择另一张卡片。

■ 想玩多久就玩多久，你可能会发现自己甚至连第一张卡片都通不过。

话题讨论

是否有些歌曲与你生命中特别的时刻或事件相关联？

描述一首经典歌曲的特质

什么歌总是让你感到快乐？

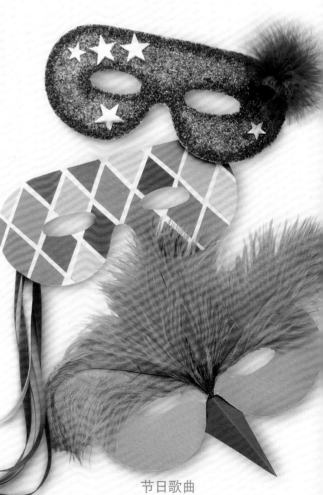

学生时代的歌曲

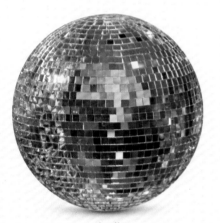

舞曲

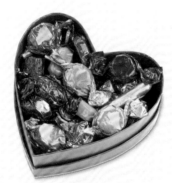

爱情歌曲

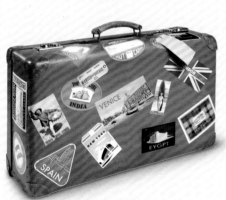

假日歌曲

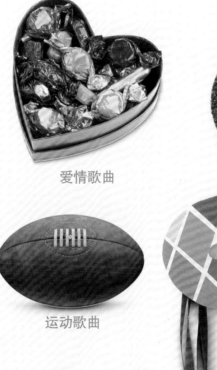

运动歌曲

节日歌曲

▶ 如果不想制作卡片，可以在游戏中使用这些物品作为歌曲的分类标志。

演奏乐器

演奏乐器比单纯地听音乐对大脑更有好处，无论你是一个有成就的音乐家还是一个新手。

如何完成

无论是独奏还是合奏，关键是要享受演奏音乐的乐趣，所以要根据能力来调整参与的程度。

■ 学习演奏一种乐器永远不嫌晚，选择一种相对简单的，如吉他或鼓。

■ 如果演奏太具挑战性，试着敲鼓或敲桌面，或者跟着熟悉的曲调拍手。

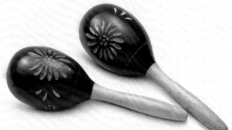

▲ 使用打击乐器，如沙锤、铃、钹、响板等去演奏音乐是稳妥的选择。

要点

✓ 温和的活动

✓ 1人或多人

✓ 休闲活动

✓ 灵活的时间安排

✓ 难度可调整

这个活动的作用

大脑中负责理解音乐和识别节奏的区域比其他区域能保持更久的完整性。

· 有证据表明，演奏乐器可以延缓认知能力的衰退。

· 演奏乐器可以让大脑的不同区域协同工作，保持连接。

· 随着注意力水平提高，认知能力和记忆力也得到提高。

· 经常练习有助于保持音乐技能，并通过使用精细运动技能或大肌肉运动技能（取决于演奏的乐器）来保持身体的活跃程度。

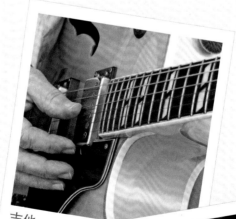

吉他

◀ 无论演奏什么乐器，参与音乐演奏比单纯听音乐对你更有帮助。

话题讨论

你会演奏乐器吗？

·

描述一些不同种类的乐器

·

管弦乐队和大乐队——你更喜欢哪个？

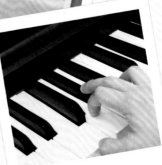

钢琴

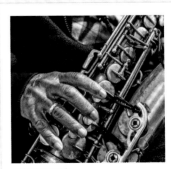

萨克斯管

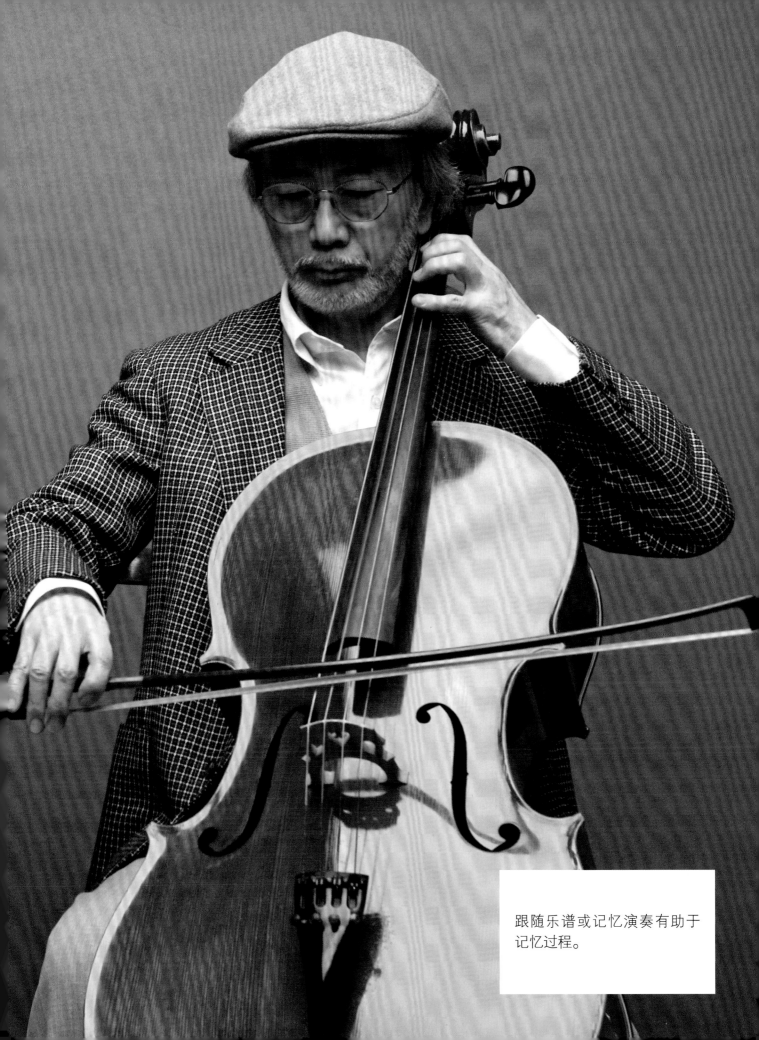

跟随乐谱或记忆演奏有助于
记忆过程。

拼图和游戏

通过拼图和游戏激发大脑思维以提高思考能力、推理能力、专注力及处理事情的能力。"用进废退"的论点有一定的道理，经常锻炼大脑可能会减缓失智的进程。选择合适的游戏或拼图是关键所在，应该具有足够的挑战性去引起兴趣并让你思考，但又不会难到让你产生挫败感。

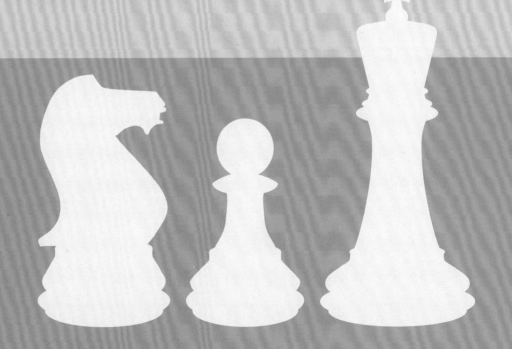

完成拼图

这是一种非常流行又具有令人愉快的挑战性的消遣活动。拼图的片数越多，要求就越高。可以独自完成，也可以用团队协作的方式，每人完成一部分。

如何完成

需要一块平整的工作台面，能让你舒服地静坐一段时间。

■ 把盒子里所有的拼图片都倒到工作台面上。如果拼图的片数很多，一次只倒出一部分；台面上东西太多可能会造成混乱。

■ 把所有拼图片有图案的一面翻向上。在开始拼之前，把相似的图案分组归类。

■ 一次只拼一小部分。

■ 把属于边角的拼图片放成一堆。如果剩余的拼图片中有的明显是连在一起的，则把这些拼图片分别堆在一起。

■ 确保你能很容易地看到桌上所有的拼图片。

■ 先拼装边角——以建立好拼图的框架。

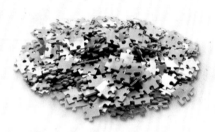

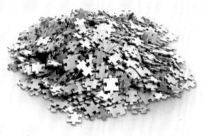

▲ 为了能更轻松地完成拼图，将拼图片按照相近的颜色归类。

要点

✓ 轻体力静态活动

✓ 1人或2人

✓ 休闲活动

✓ 一次30~60分钟，但你可以稍后再继续

✓ 容易

这个活动的作用

拼图游戏能使两个大脑半球联合运作，同样能促进大脑细胞间的相互联系，有助于维持理解、学习和记忆能力。

• 视觉要素增强了大脑的视知觉及空间处理能力。

• 拿起拼图片并把它放到正确的位置上，锻炼了掌管动作技能和协调性的大脑部位。

• 将拼图片配对能促进大脑对形状和颜色信息的记忆。重复这项活动有助于短期记忆。

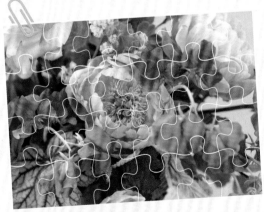

有意义的拼图
完成与兴趣爱好密切相关的拼图，比如园艺，可能更令人觉得有意义。

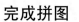

话题讨论

哪一种主题的拼图最好？

·

家里以前和现在养的宠物

·

不同品种的狗：吉娃娃或
者牧羊犬？

·

是什么令拼图变得困难？

制作拼图

制作属于自己的拼图意味着你有很多图片可以选择，并能根据你的喜好选择难易度。

选择一张图片

可以选择任何你感兴趣的种类，但是选择一幅对你来说具有个人意义的图片可能会使你的兴趣持续更长时间。

■ 要考虑图片本身的难度水平。细节很少或者完全缺少细节的地方会增加拼图的难度。

■ 有确切形状和颜色对比明显的图片做成的拼图会更容易完成。

■ 找熟悉物件的图片：这些图片制成的拼图被分解混合后，更易于想象和重新拼装。

■ 商业公司能将你喜爱的照片制成拼图。如果需要的话可以通过网络搜索这类公司以寻求帮助。

要点

✓ 轻体力静态活动

✓ 1人或2人

✓ 生产活动/休闲活动

✓ 30~60分钟

✓ 容易

! 会使用到剪刀

这个活动的作用

从选择一张图片到把它们裁剪好，这项活动需要很多技能。

· 选择图片需要大脑的参与，且能激发情绪。在对以往的事件、地点和人物的回忆中，记忆力扮演了一定的角色。

· 计划一项活动并记住相应的步骤运用到了短期记忆。

· 通过绘画和裁剪锻炼灵活性和协调能力。

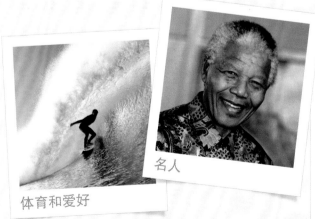

体育和爱好

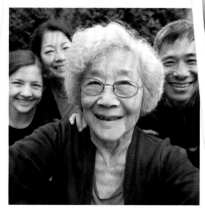

朋友和家人

名人

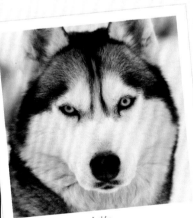

宠物和野生动物

▲ 可以从杂志、影集、明信片、旧日历及网上寻找图片。

选择裁剪方式

拼图片数越多难度越大，因此要选择恰当的裁剪方式，仅带来足够的挑战，而不至于过难或过易。此外还需要考虑裁成什么形状会比较简单。

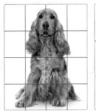 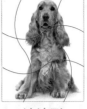 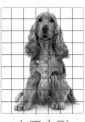 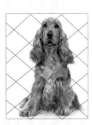

大长方形　　波浪形　　小正方形　　菱形

如何完成

一旦选好了图片，拿齐所有需要的工具按照以下这些简单的步骤操作。记住在开始裁剪之前要让胶水完全干透。片数少的简单拼图制作和拼接起来会很快，也很有趣。

工具和材料
- 尺子
- 黑色的粗笔
- 图片
- 剪刀
- 白乳胶
- 一块硬纸板

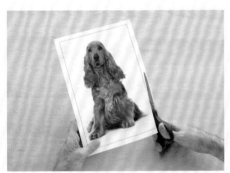

1 使用尺子和笔画出图片的边框。沿着你画的线裁剪图片。

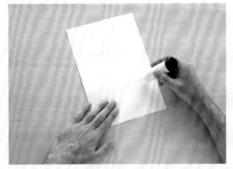

2 把图片翻向背面，在背面抹上胶水。注意别漏掉任何一块地方。

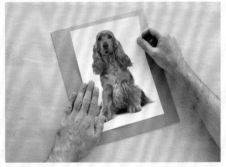

3 把图片贴在比它大的硬纸板上。按压图片使它粘牢。

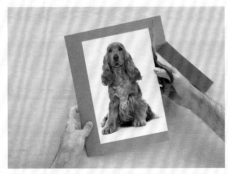

4 用剪刀仔细修剪掉图片四周多余的硬纸板。

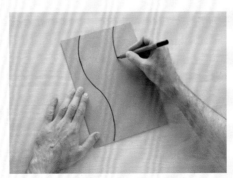

5 把硬纸板翻过来，在背面用黑色的粗笔画出裁剪线。

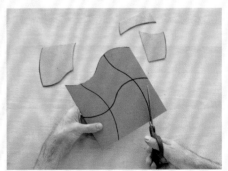

6 等胶水完全干透后，沿着硬纸板背面你画的线条裁剪。

测试鼻子和味蕾

嗅觉和味觉是非常重要的感觉，经常刺激它们对大脑是很好的锻炼。

如何完成

不要错过任何可以刺激嗅觉和味觉的机会。

■ 在厨房尝试体验新的风味。试着将熟悉的水果或香草与更具异国风味或不太熟悉的味道的食物进行比较。

■ 尝一尝自己种的香草、水果及蔬菜的味道。

■ 在家里，享受刚洗好的衣物、蜂蜡上光剂或者洗发水等物品的气味。

要点

✓ 轻体力静态活动

✓ 1人

✓ 休闲活动

✓ 灵活的时间安排

✓ 容易

! 不要闻或者品尝你不确定的东西

这个活动的作用

嗅觉和味觉与情绪记忆密切相关。感觉由鼻子和味蕾——嗅觉和味觉——直接传送到大脑的情绪中心，即在记忆提取中扮演重要角色的部分。

• 谈论这些记忆能帮助你感受与他人的关联，且运用你的沟通技巧。

• 刺激这些感官有助于减少焦虑、烦躁，并能提高睡眠质量。

• 品尝年轻时候吃过的食物，包括甜点或者饮料，能唤起强烈的记忆。

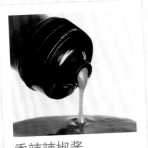

香辣辣椒酱

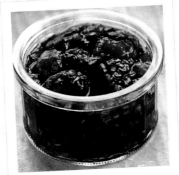

甜果酱

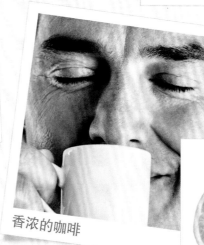

香浓的咖啡

话题讨论

描述你喜欢的气味和味道

•

哪一种动物的嗅觉最灵敏？

•

你是喜欢还是厌恶煤焦油味？

▲ 品尝食物的味道，也可以通过尝试新风味来挑战你的味蕾。

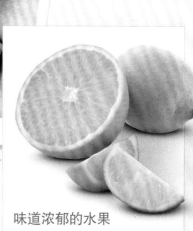

味道浓郁的水果

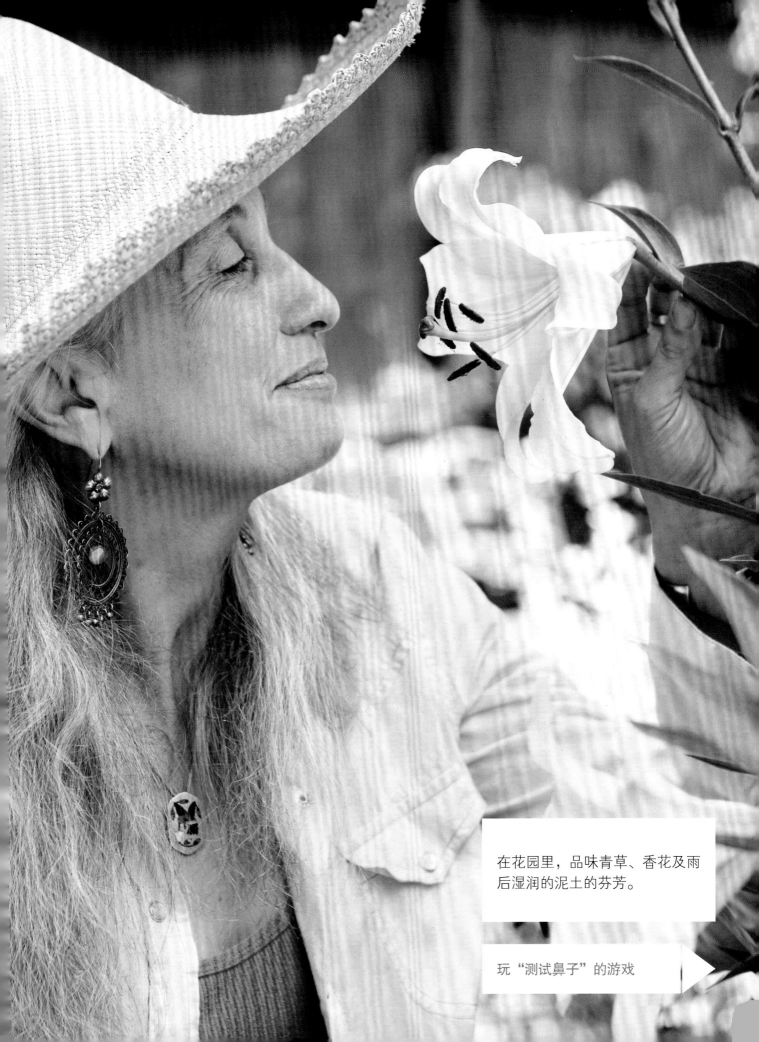

在花园里，品味青草、香花及雨后湿润的泥土的芬芳。

玩"测试鼻子"的游戏 ▶

玩"测试鼻子"的游戏

通过嗅觉游戏来测试你的感官：在不看物品的情况下，辨别不同物品的气味。该游戏既刺激又很有趣。

如何完成

准备6~12种气味强烈的物品，每种装在一个容器中。制作相对应的答案卡片，每张卡片上配一张该物品的图片。

■ 玩这个游戏的时候，将答案卡片排成一排放在桌子上。闭上眼睛或者戴眼罩来依次闻每个容器中的物品，然后根据气味将该容器放在相对应的答案卡片上。

■ 你也可以不使用答案卡片，只试着辨别不同的气味。

▲ 也可以测试一下味蕾。先让朋友把不同的食物分别放在小匙中，然后闭上眼逐一品尝辨别。

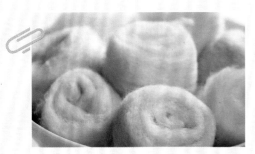

有气味的液体
用液体制作气味样品，例如醋或酒，用棉球蘸少量液体。

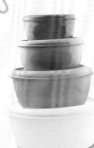

气味物品容器
将每个样品放在一个有盖的不透明的小容器中，使游戏者看不到样品。

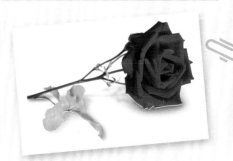

制作答案卡片
在一张A5的卡片上粘上剪下来的或打印出来的图片，制作成答案卡片。

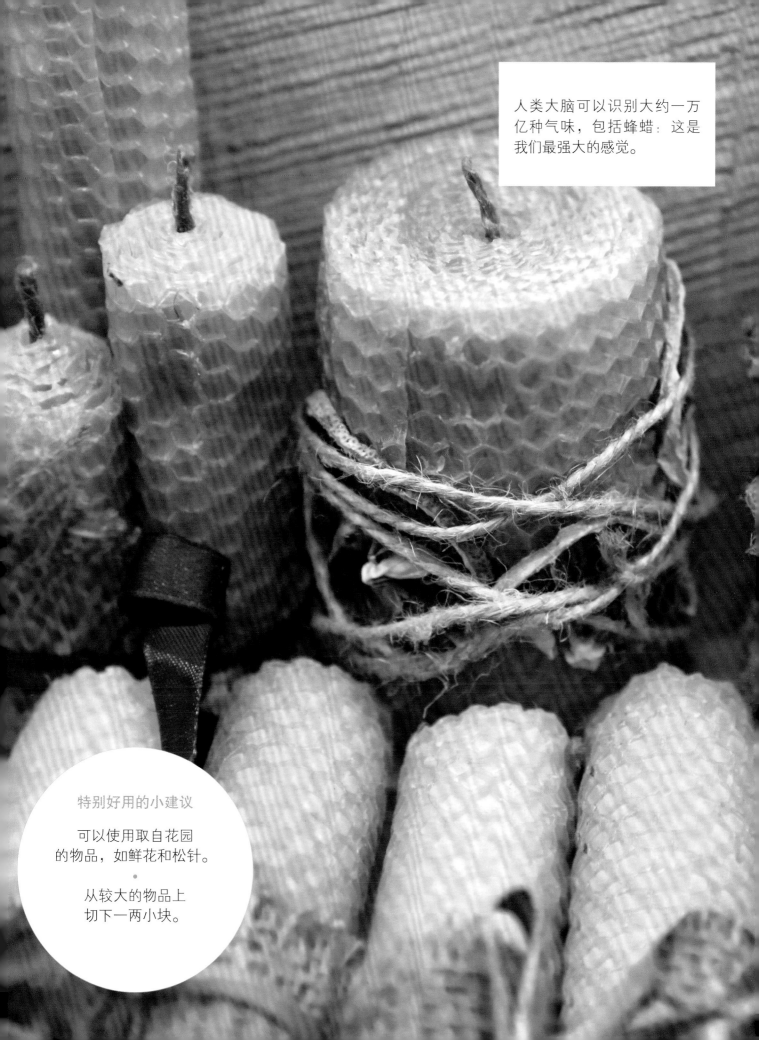

人类大脑可以识别大约一万亿种气味，包括蜂蜡：这是我们最强大的感觉。

特别好用的小建议

可以使用取自花园的物品，如鲜花和松针。

从较大的物品上切下一两小块。

玩单词游戏

有各种各样的单词游戏，可以自己玩，比如填字游戏，也可以和别人一起玩，比如猜字游戏。

如何完成

这个游戏可以是自发的。并不是所有的单词游戏都需要有条理或计划；当你想做的时候就做，而不是作为一种练习。

■ 可以通过选择不太复杂的拼图来把你喜欢的拼图游戏简化。同样，与其尝试在20×20的字母网格中寻找单词，不如在10×10的字母网格中寻找。

■ 使用磁性字母贴去解字谜，或随机选择7个字母重新排列来创造尽可能多的单词。

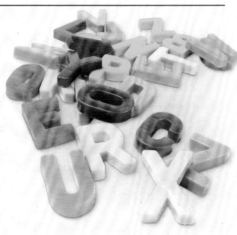

▲ 磁性字母贴会很有趣：把它们放在冰箱上去做解字谜游戏，每次做一点。

要点

✓ 轻体力静态活动

✓ 1人或多人

✓ 自理活动/休闲活动

✓ 5~30分钟

✓ 容易

这个活动的作用

在大脑的各个区域有着高度复杂和有组织的归档系统用于存储不同的词组，所以当你搜索一个单词时，你的整个大脑都被激活。

· 这种活动能增加大脑的血供，就像跑步锻炼身体一样锻炼大脑。

· 单词游戏有助于练习单词检索，也能保持沟通技巧，减缓认知能力下降。

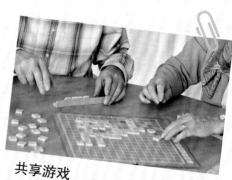

共享游戏
与家人和朋友一起开心玩单词游戏或解字谜。

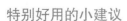

特别好用的小建议

根据不断变化的需求去选择适合的游戏。

·

不要把单词游戏当成一种测试——压力会让你更难以搜索出单词。

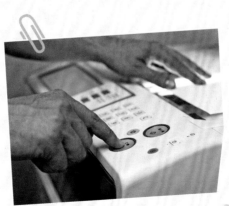

复印谜题
用复印机放大字谜，使其更容易被看清。

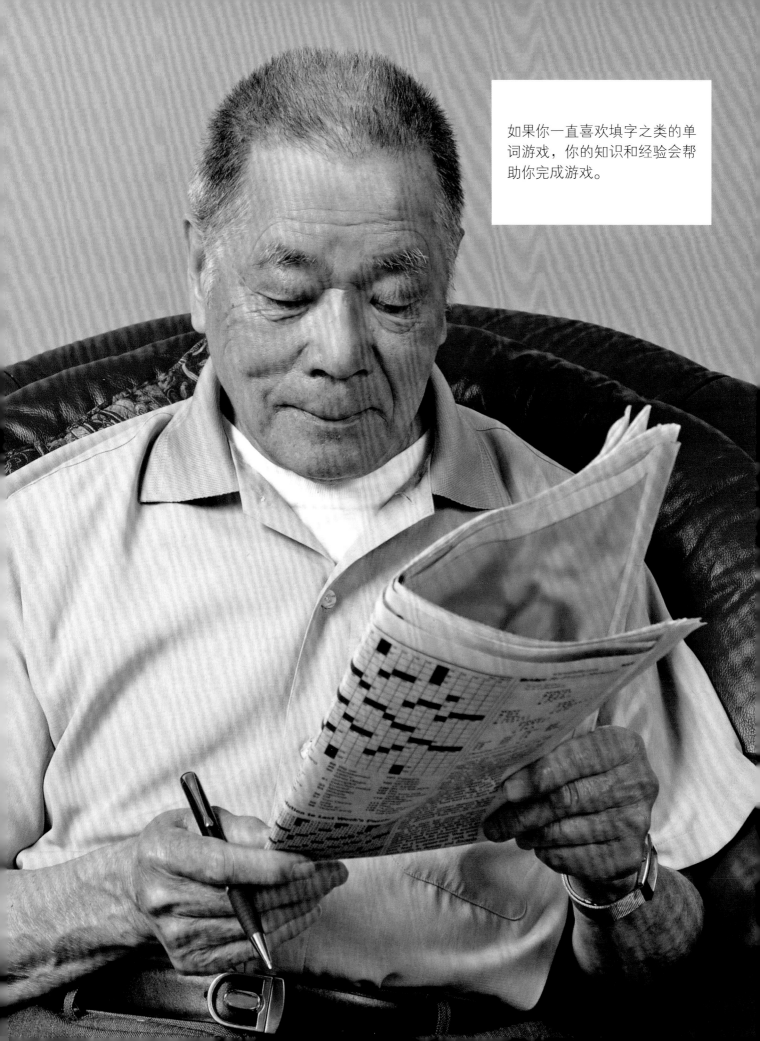

如果你一直喜欢填字之类的单词游戏，你的知识和经验会帮助你完成游戏。

玩词语接龙游戏

这个游戏以一种无压力、有趣的方式去运用记忆和演练词语检索能力。

如何完成

一起玩词语接龙游戏的人越多，游戏就越随机和有趣。

■ 不超过4人参与的游戏可以为要处理的信息量设限，你可能会发现这样处理游戏更容易进行。

■ 这不是记忆测试。你不需要回忆接龙里的所有词语，只需要记住说的最后一个词。

■ 想玩多久就可以玩多久，当你玩够了的时候就停止。

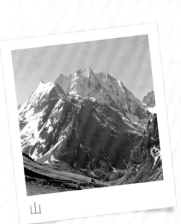

山

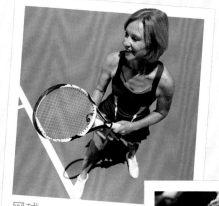

网球

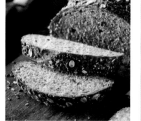

面包

▲ 以上是一些用于开始接龙游戏的词语，供参考。

要点

✓ 轻体力静态活动

✓ 2人或多人

✓ 休闲活动

✓ 5~30分钟

✓ 容易

这个活动的作用

在这个游戏中没有错误的答案，所以你可以在没有任何压力的情况下练习你的词语提取。这能减缓记忆衰退，让你觉得自己很棒。

· 当我们学习词语时，会在大脑的特定部分按类别组织并存储它们。而查找它们则需要用整个大脑。如果想到"澳大利亚"，你可能会解锁地名类别中的其他词语。

· 玩这个游戏涉及社交活动，这有助于保持大脑活力和减少压力。

· 这个游戏没有时间上的压力——游戏者可以按照自己的节奏找词语。

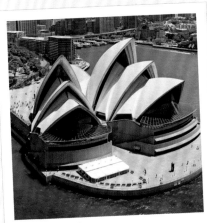

悉尼歌剧院

游戏规则

■ 由一个人说出一个词，开始游戏。

■ 下一个人说的词在某种程度上与第一个词有关。

■ 第三个人想出第三个相关的词，如此类推。

■ 这个词语接龙可以是你喜欢的任何长度。如果接龙断了，只需选择一个新词，然后重新开始。

话题讨论

说出著名夫妇的名字——例如
钱锺书和杨绛

•

想一些相反的词，例如
"上"和"下"

•

你会什么绕口令吗？

▶ 这是一个以"鸟"开始的词语接龙。

你能想出下一个词吗?

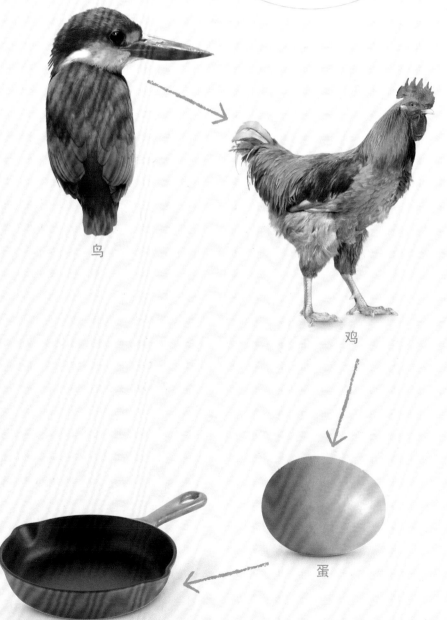

鸟

鸡

蛋

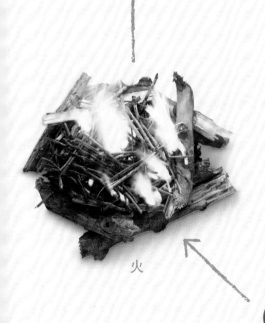

火

煎锅

拓展阅读·登月

1969年7月20日，全世界数百万人观看了"阿波罗"11号宇宙飞船在月球着陆。第二天，尼尔·阿姆斯特朗和巴兹·奥尔德林成为第一批踏上月球表面的人类。阿姆斯特朗那句著名的话是这么开始的："这是我个人的一小步……"从那以后，太空航行已经成为一种常态，现今社会非常依赖通信卫星等太空技术。

▶ "阿波罗"16号的登月任务发生在1972年4月。两名宇航员用小太空舱"猎户座"登陆，右图中他们的登月车的后方就是该太空舱。

话题讨论

太空旅游会发生吗？

如果可以去月球旅行，你会去吗？

还是宁愿在安全的地球上仰望星空？

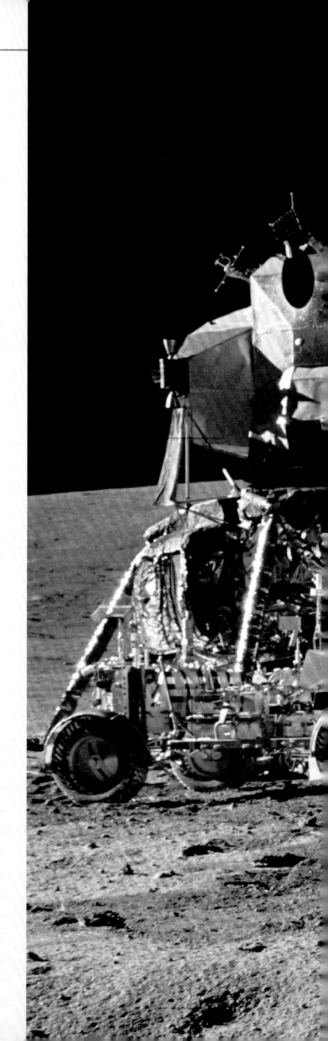

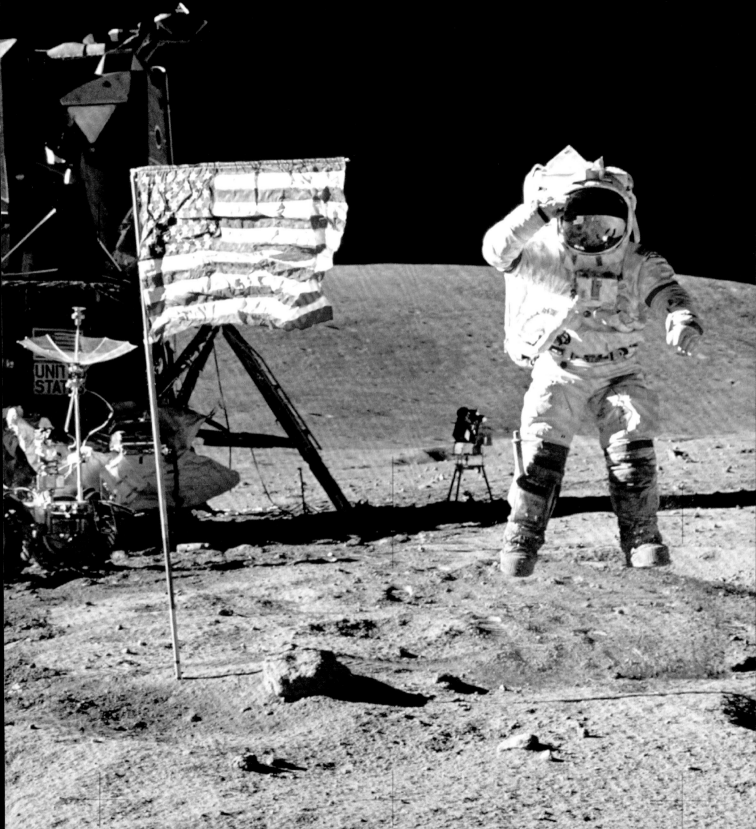

数字游戏

你可能会发现，无论是独自玩还是和朋友一起玩，数字游戏都要比文字游戏更具吸引力。

如何完成

按照自己的时间和状态来完成游戏，不要强迫自己用最短的时间去完成。

■ 通过减少数字的选项来简化游戏，例如，减少答案选项，减少格子数。

■ 飞镖游戏，是一个应用数学技能的绝妙方式，可以一人或小组进行游戏。试着按照分值顺序去玩：你必须先投到1分值区，然后再投到2分值区，依此类推直至到达20分值区。

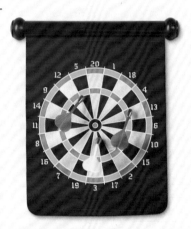

▲ 磁性飞镖（套装）要比锋利的标准飞镖（套装）更安全。

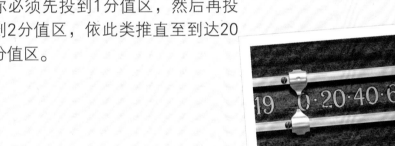

记录得分

▶ 你可以通过多种方式享受数字带来的乐趣，从解谜题到需要记分的体育运动。

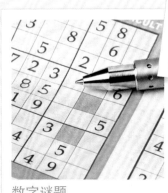

数字谜题

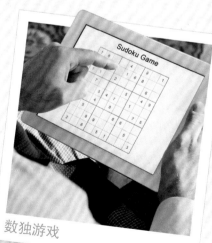

数独游戏

要点

✓ 轻体力静态活动

✓ 1人或多人

✓ 自理活动/休闲活动

✓ 灵活的时间安排

✓ 难度可调整

这个活动的作用

有关数字的游戏和猜谜可以使大脑处于活跃状态，特别是耳朵附近的颞叶，它也与语言技巧有关。

• 数字游戏可以保持认知能力，比如逻辑思维能力、推理能力、解决问题的能力、注意力。

• 和家人、朋友一起进行游戏，增加了社交元素，可以有效缓解压力和焦虑、降低血压、减少孤独感、缓解抑郁并提高睡眠质量。

话题讨论

你喜欢的其他数字游戏

·

数字和词语游戏，你更喜欢哪种？

·

需要好的数学技能的工作有哪些？

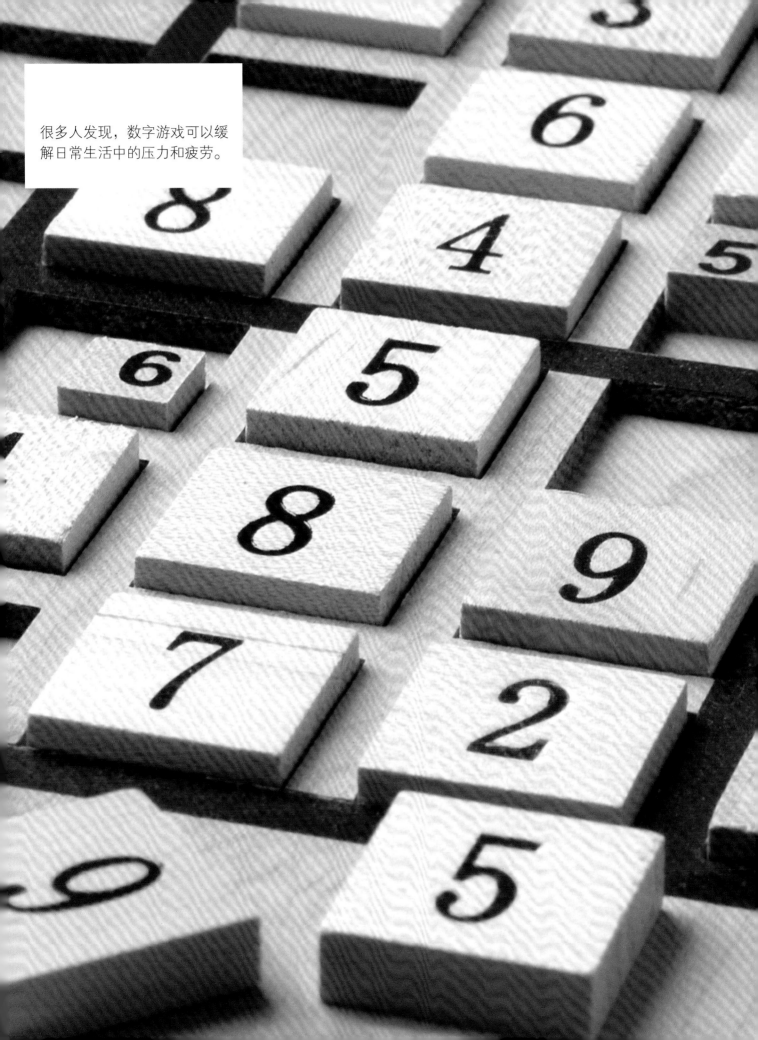

很多人发现，数字游戏可以缓
解日常生活中的压力和疲劳。

棋盘游戏

玩棋盘游戏提供了一起放松、交谈和欢笑的机会。试试一些新的游戏或享受家人喜欢的传统棋盘游戏。

如何完成

选择一款具有足够挑战性的游戏，但是难度不要高到让人沮丧。

■ 最好是以团队的方式进行棋盘游戏，这样可以利用众人多方面的能力。

■ 为了避免有压力，可以增加完成游戏任务的时长、限制总的游戏时长或者在游戏中安排茶憩。

■ 棋盘游戏的目的是享受游戏的乐趣，而不是取胜。

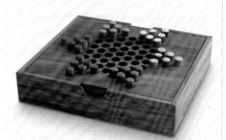

▲可以通过减少格子或棋子的数量来简化游戏。

这个活动的作用

棋盘游戏刺激大脑的不同部位一起进行有创造力和有逻辑的工作，有助于维持认知功能。

· 许多棋盘游戏需要思考力、专注力、计划能力、轮替和记忆提取的能力。

· 操作棋子需要精细运动的参与。

· 游戏是一种社交活动，可以帮助缓解压力和抑郁，以此改善记忆力和认知功能。

话题讨论

你家最喜欢的棋盘游戏是哪种？

·

描述一些传统的棋盘游戏

·

游戏是为了参与而不是取胜，你同意吗？

·

你觉得你是一个争强好胜的人吗？

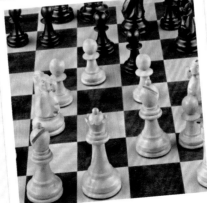

国际象棋

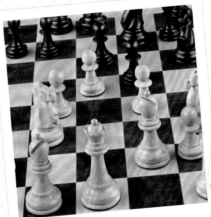

蛇梯棋

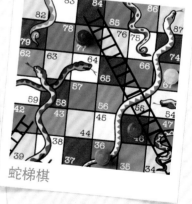

国际跳棋

▶ 棋盘游戏挑战记忆力、绘画能力、推理能力以及词语或数字技能，具体取决于你选择的游戏的种类。

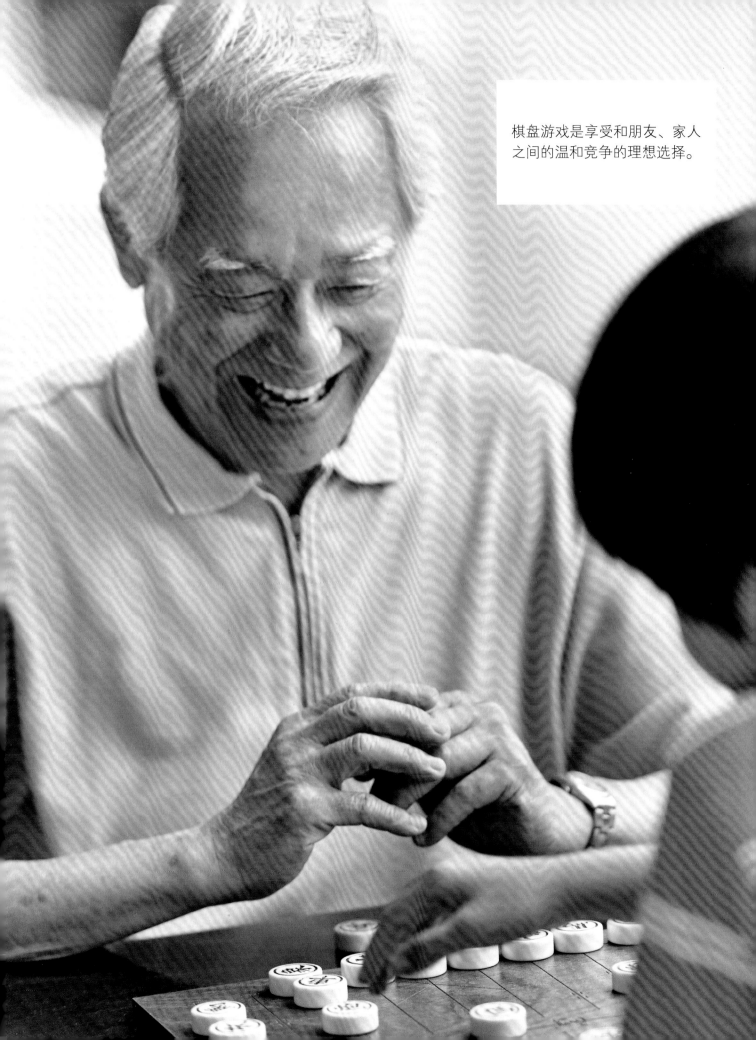

棋盘游戏是享受和朋友、家人之间的温和竞争的理想选择。

拓展阅读·世界新七大奇迹

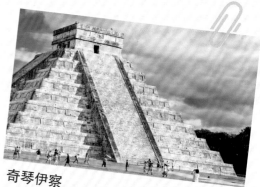

奇琴伊察
这座玛雅城池于公元900—1100年建于墨西哥的尤卡坦半岛。最高的建筑库库尔坎神庙，是一座金字塔。

西方古代伟大的学者和思想家曾经描述过世界七大建筑奇迹，可惜，这些原始的地标性建筑大多已经毁灭。因此，2007年新七大奇迹由全球范围内的民众投票选出。

你能想出其他可以纳入这个名单之列的建筑奇迹吗？

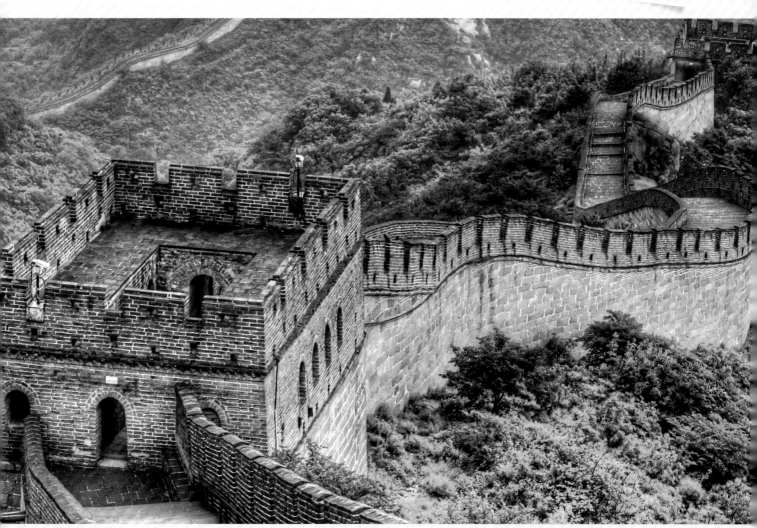

中国的长城
建于公元前7世纪到16世纪，是最长的人造建筑，历代长城总长约21196.18千米。

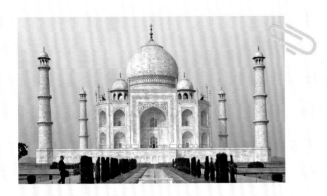

泰姬陵

这座美丽的建筑位于印度的阿格拉城，莫卧儿帝国皇帝沙贾汗为了纪念他深爱的妃子蒙泰姬·玛哈尔而建造。

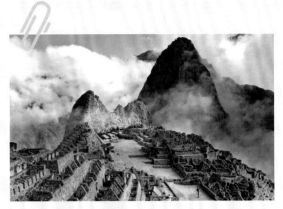

印加马丘比丘遗址

这个印加古城，位于秘鲁的安第斯山脉，于1911年被发现，它的名字取自"古老之山"之意。

耶稣像

这尊塑像位于科科瓦多山，俯瞰巴西的里约热内卢；像净高30米，两臂展开宽度28米。

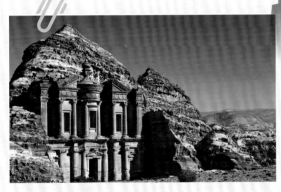

佩特拉古城

这座位于约旦的古城也被称为"玫瑰之城"，在粉红色砂岩的悬崖上有许多华丽的墓冢和寺庙雕刻。

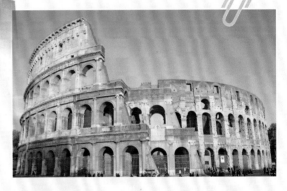

罗马大角斗场

维斯帕先（Vespasian）皇帝于公元70—82年在罗马建造了这一宏伟的圆形角斗场，它可以同时容纳约5万人。

图案拼图和游戏

目前市面上有大量的图案拼图可供选择。你自己或与家人和朋友可以尝试不同的种类。最重要的是要玩得开心。

如何完成

选择一个适合你的长处和经验的图案拼图。例如，如果平常喜欢玩多米诺骨牌，你会发现比起其他不熟悉的游戏，这个游戏更简单并且会让你乐在其中。

■ 你可能会发现制作一张记忆卡（参见第202~205页）能帮助你记住特定游戏的规则。

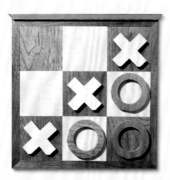

▲ 画圈和叉，也叫井字棋，是一种两人玩的策略游戏。

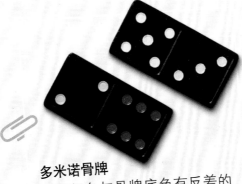

多米诺骨牌
圆点颜色与骨牌底色有反差的话会更容易看清。

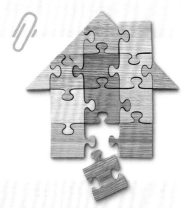

尺寸大些
如果视力不佳，则找尺寸大些的拼图或游戏组件。

话题讨论

其他你喜欢的图案拼图和游戏有哪些？

·

你小时候玩过玻璃弹珠吗？

·

可以和家里的晚辈一起玩的拼图游戏有哪些？

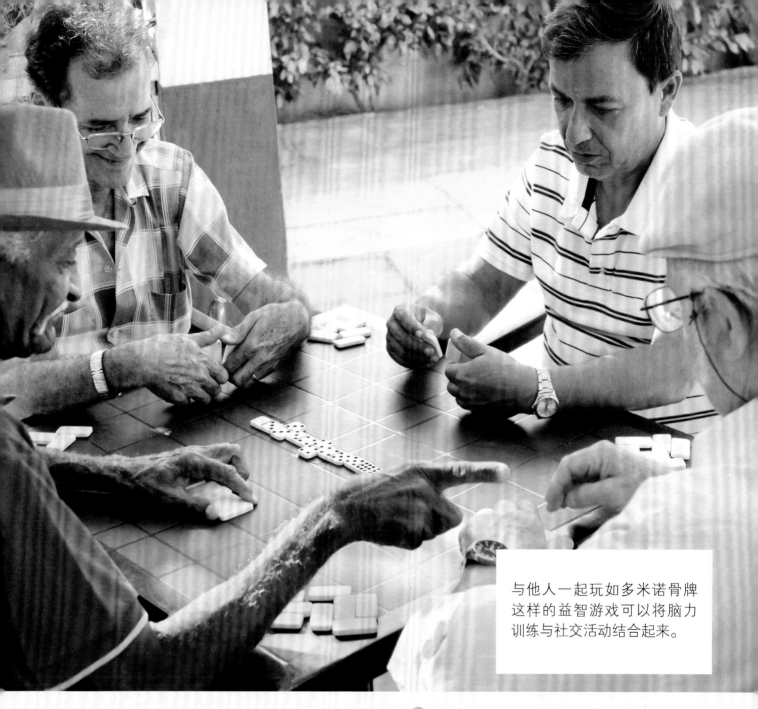

与他人一起玩如多米诺骨牌这样的益智游戏可以将脑力训练与社交活动结合起来。

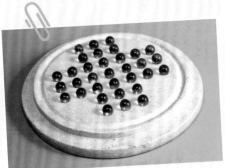

跳棋
可以独自一人玩这个游戏，可随时中止和继续。

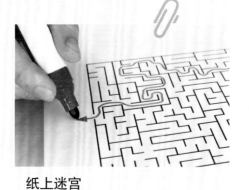

纸上迷宫
可以借助复印机放大迷宫图案以便于看得更清楚。

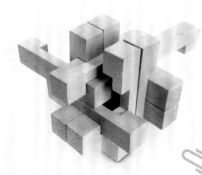

立体木块拼图
大多数的立体拼图都很复杂，但是即使你最终没有把它拼出来也可处之泰然。

卡牌游戏

如果喜欢玩牌类游戏，简单的卡牌改造可以帮助你继续玩你最喜欢的卡牌游戏，或者你可以尝试一些新的游戏。

如何完成

选择具有适当挑战性，但仍能让你乐在其中的牌类游戏。你并不需要去玩会带来挫败感的复杂的游戏。

■ 尝试各种喜爱的游戏，例如：每个人翻出一张牌，谁的牌点数最多，谁就赢。

■ 面朝下放几张牌，拿起一张牌，猜出与它匹配的牌的位置。如果成功匹配出一对牌，则拿走这对牌，然后继续操作，直到猜完所有的牌。

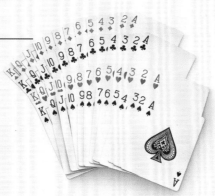

▲ 如果想要你的纸牌游戏变得简单一些，把一副纸牌按花色或号码排序，只使用半副牌来进行游戏。

要点

✓ 轻体力静态活动

✓ 1人或多人

✓ 休闲活动

✓ 灵活的时间安排

✓ 难度可调整

! 注意这类游戏可能会涉及金钱投注或赌博

这个活动的作用

卡牌游戏涉及注意力、决策力、解决问题的能力、心算和推理等认知技能。

· 卡牌游戏可训练对颜色、形状和数字的识别能力。

· 许多卡牌游戏需要快速提取的能力，这有助于保留工作记忆并减缓其衰退速度。

· 拿捏卡牌可以锻炼一系列的精细运动技能和手眼协调能力。

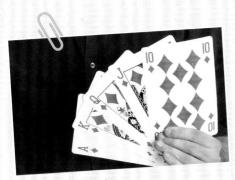

放大版扑克牌
如果精细运动技能或视觉有缺陷，选择超大版的扑克牌能让你更容易抓稳和看清楚；可网上订购。

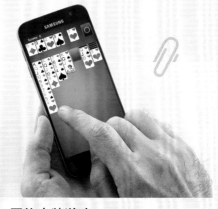

网络卡牌游戏
网络版的卡牌游戏可以作为应用程序下载到平板电脑、智能手机或电脑上。

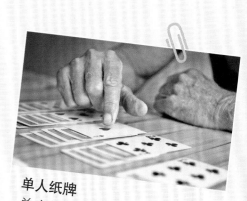

单人纸牌
单人纸牌游戏是一个中等复杂的游戏，你可以自己玩以练习数字识别能力。

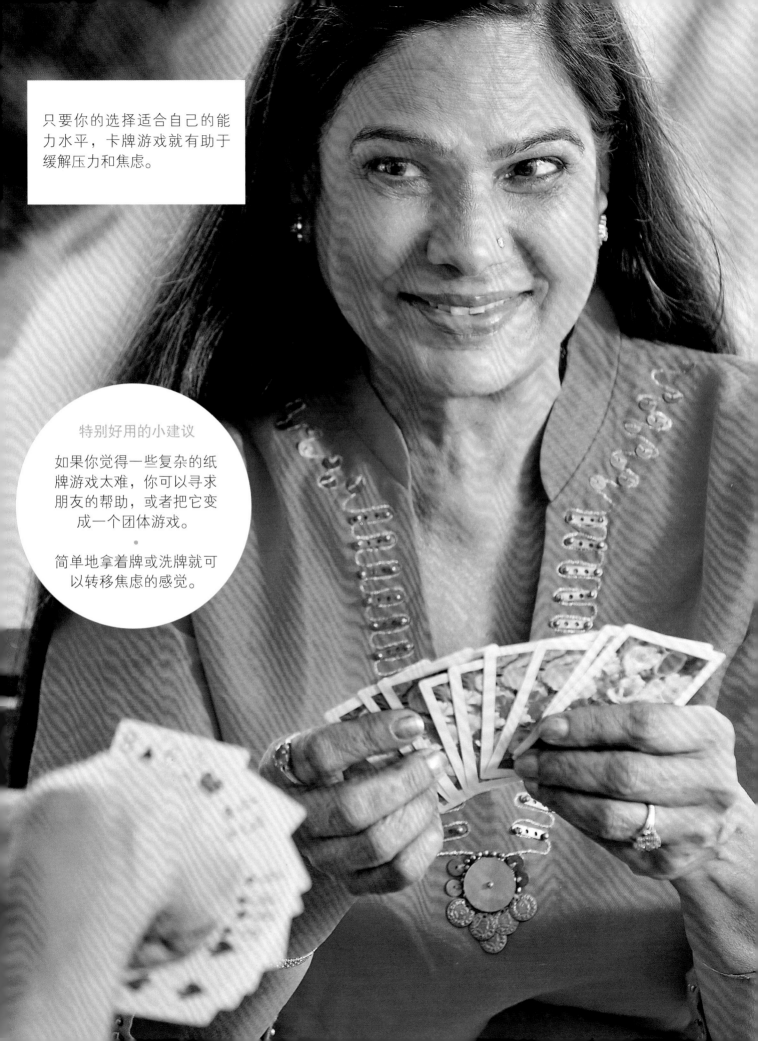

只要你的选择适合自己的能力水平，卡牌游戏就有助于缓解压力和焦虑。

特别好用的小建议

如果你觉得一些复杂的纸牌游戏太难，你可以寻求朋友的帮助，或者把它变成一个团体游戏。

简单地拿着牌或洗牌就可以转移焦虑的感觉。

图卡游戏

如果觉得玩标准的卡牌游戏太难了，你仍然能够选择使用有图案的卡片进行牌类游戏。你甚至可以自己制作图卡。

如何完成

选择好你想玩的游戏，然后把需要的卡片组合起来。你可以选择亲手制作卡片，也可以选择购买现成卡片，或者从网站下载卡片图案打印后使用。

■ 玩碰纸牌游戏时，两个或两个以上的玩家每人拿一套12张类似的卡片，每一位玩家同时将自己的其中一张牌翻出来，当两张有相同图案的卡片出现时，第一个喊"碰"的人可以赢取桌面上的那堆卡片。谁拥有所有的卡片，谁就是赢家。

▶ 除了使用动物卡片进行猜动物游戏（如下页图片所示）之外，你也可以制作其他不同主题的卡片。

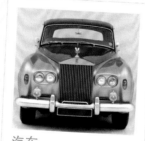

汽车

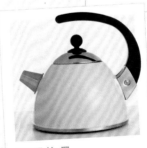

家用物品

话题讨论

描述你曾经养过的宠物

你在农场、动物园或海里见过哪些动物？

说出你最喜欢的动物

你见过的最罕见的动物是什么？

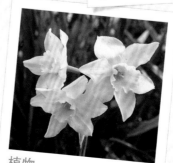

植物

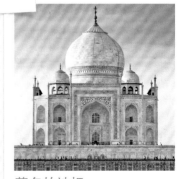

著名的地标

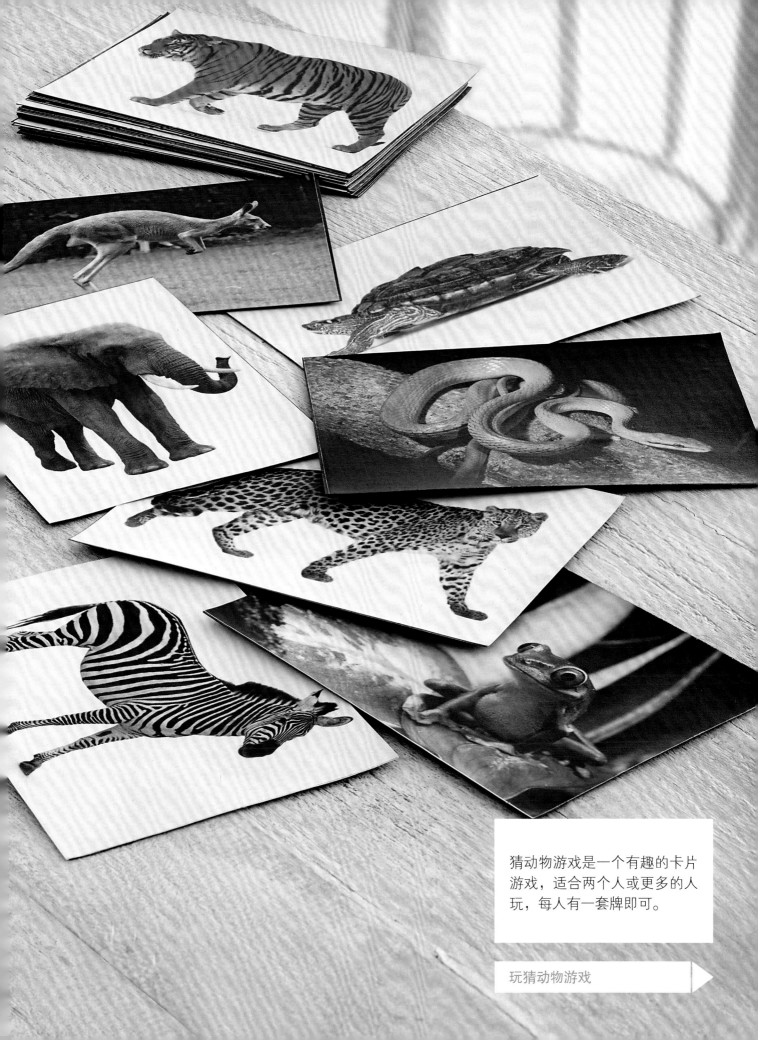

猜动物游戏是一个有趣的卡片游戏，适合两个人或更多的人玩，每人有一套牌即可。

玩猜动物游戏 ▶

制作猜动物游戏的卡片

当选择动物图案时，动物最好具有混合特征，例如皮毛、斑点、条纹、喙、胡须、翅膀、蹄等，这样将会使游戏更有趣。

工具和材料
- 旧杂志
- 打印机和纸张
- 剪刀
- 24张黑色A5卡纸
- 白乳胶

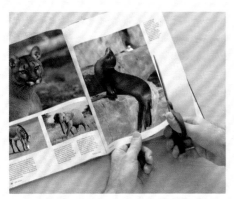

1 翻翻旧杂志，找到两张相似的动物图片，然后把它们都剪下来。需要收集12种动物的图像。

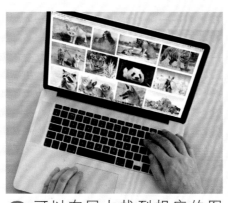

2 可以在网上找到相应的图片，打印成A5纸的规格。

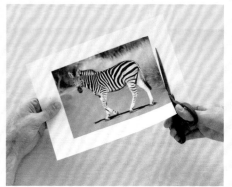

3 将每张图片剪成卡纸的形状。它可以与卡纸大小相同，也可以稍微小一点。

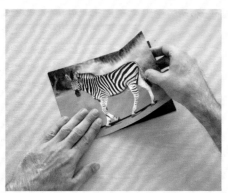

4 在每张图片的背面涂上胶水，然后粘在一张张卡纸上。把它们弄平，然后放在一边晾干。

▶ 胶水干了，就可以开始游戏了。如果你喜欢，可以用黑色粗笔勾勒出卡片的轮廓使它们更醒目。

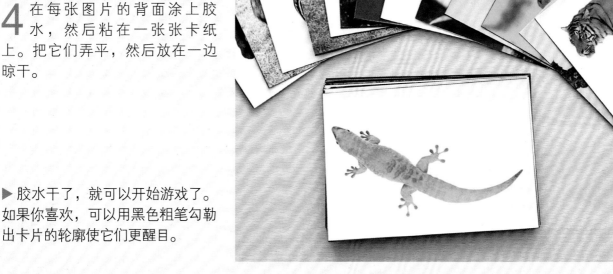

玩猜动物游戏

这个游戏使用有限数量的卡片来进行。如果每个玩家的每套卡片数量超过12张，游戏会变难。如果你有额外的12张卡片，可以让更多的人玩这个游戏。

<table>
<tr><td colspan="2">材料</td></tr>
<tr><td>两套12张的动物卡片，展示12种不同动物的相似图片。以下是建议选择的动物：</td><td>·大象
·蜥蜴
·蛇</td></tr>
<tr><td>·黑猩猩
·狗
·大猩猩
·猫
·牛</td><td>·斑马
·虎
·龟
·青蛙</td></tr>
</table>

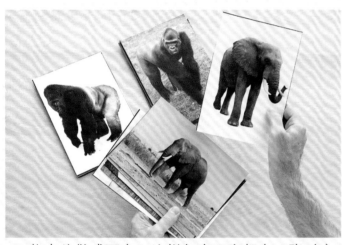

1 将卡片做成两套，这样每个玩家都有一张对应每种动物的纸牌。每个玩家把自己手上的所有卡片翻转，正面朝下。

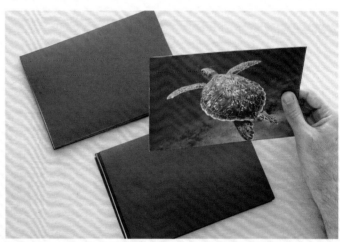

2 玩家1从自己的卡片中抽取任意一张卡片——即从一半的卡片中抽一张——并将它隐藏起来，不让第2个玩家看到。

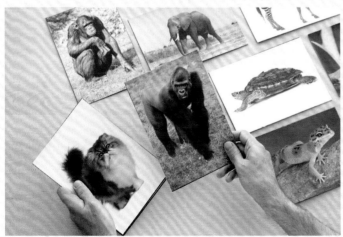

3 玩家2将自己的所有卡片翻到正面朝上，然后向玩家1提问，问题的答案只能是"是"或"不是"。例如，"它是毛茸茸的吗？"如果对方回答"不是"，就把所有毛茸茸的动物的卡片都翻转过去。

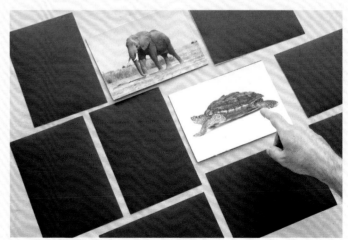

4 继续提相关的问题直到玩家2只剩下一张动物卡片。如果游戏进行顺利的话，玩家2最后剩下的那张卡片应该和玩家1一开始选择并藏起来的那张卡片是一致的。

艺术与手工艺

动手制作一些自己的东西通常能带给你深层次的满足感和成就感。进行艺术与手工艺创作可以让人变得有创造力，且不需要语言去自我表达。制作食物，包括烘焙一些好吃的东西，既可以成为一件自我享受的事情，也可以成为一种社交活动。这些活动通常也可以带来一些舒缓的身体锻炼以及感官刺激。从众多的方案和创意中选择一些，来制作出或实用的，或装饰性的，或可食用的东西吧。

绘画

无论你是个新手或者是本来就喜欢，美术都能带来欢乐并让你变得有创造力，与此同时，它还有助于身心健康，可以提高自信心。

如何完成

每个人都可以找到适合自己的绘画类型，请不断地尝试，直至找到一种适合表达你的创造力的方式吧。

■ 在开始之前，请准备好所需的材料和工具，还有工作空间。

■ 将干扰因素降至最小有助于提高专注力。

■ 选择无毒的颜料，避免使用化学溶剂，比如松节油。建议使用丙烯颜料或海报颜料。

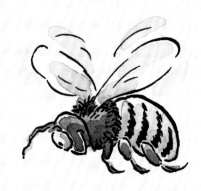

▲ 简笔卡通画是一种很好的临摹素材。也可以将简笔画图案复印出来，给它们上色。

这个活动的作用

当言语表达变得困难时，美术是一种表达思想与情绪的理想方式。

· 当创作美术作品时，你会使用到视知觉；当运用铅笔或画笔时，你会用到精细动作和手眼协调功能。

· 在这过程中你还会运用到一些认知能力，比如计划、组织、自发性、空间结构感知和专注力。

· 这类艺术活动能够降低血压、心率，并帮助你更好地控制疼痛。

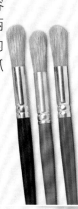

选择画笔
粗一点的笔柄使用起来可能会更容易，也可以把笔柄插到一个刺穿了的网球上以便于抓握。

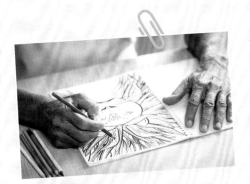

涂色
尝试使用适合成人的涂色图案或图片。可以从网上下载图案或者买一本涂色书。

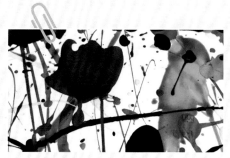

滴彩画
抽象的风格让你无须承受精确临摹的压力。只需要简单地将颜料滴或喷到画布上。

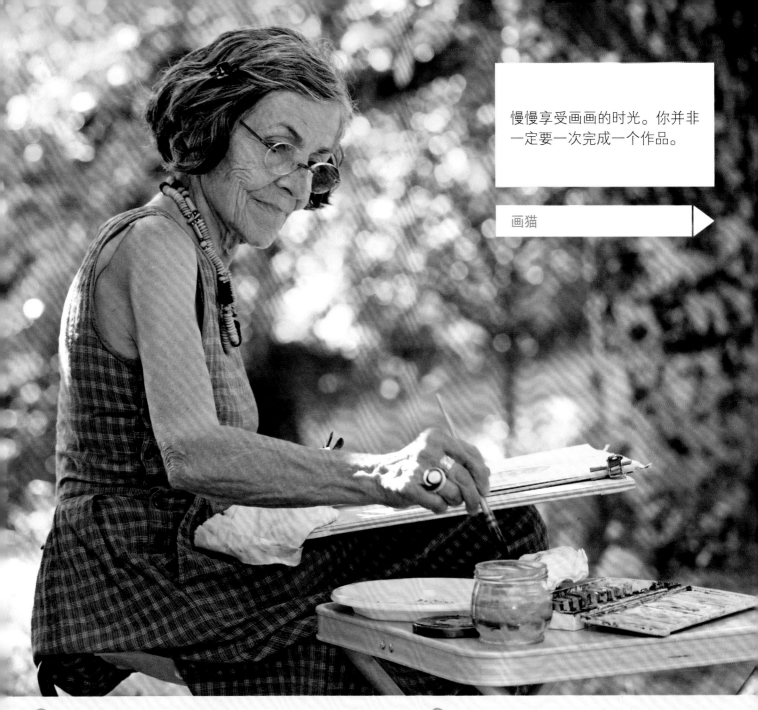

慢慢享受画画的时光。你并非一定要一次完成一个作品。

画猫 ▶

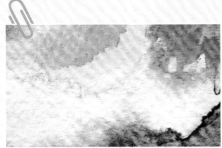

水彩画

简单地将水彩颜料刷在纸上就能创作出令人愉悦的美术作品，为何不尝试将不同颜色进行组合，创作一个系列的水彩画呢？

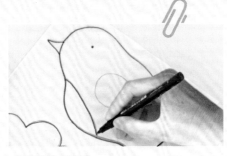

临摹与线描

如果觉得创作一幅画很难，可以尝试从临摹开始。如果视力不佳，描画和临摹线条有困难，记得寻求帮助。

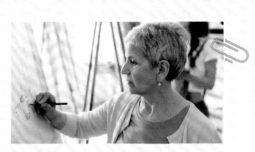

美术课

考虑参加美术课或者绘画小组，在那里你可以与同伴互相鼓励，交换意见和建议，还可以将你的作品展示出来。

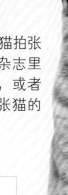

画猫

动物看起来很难画，但如果从它们的简单轮廓开始画起，然后再一点点填充，那将会比你想象的要容易。最好是参照动物的照片，而不是对着一只活生生的动物写生。

工具和材料
- 画板或画纸
- 铅笔
- 橡皮擦
- 可以用来画圆的东西（比如在几何学中画图用到的塑料模板尺，可选用）
- 彩色铅笔或蜡笔

▶ 帮一只宠物猫拍张照，从书或者杂志里面找一张图片，或者从网上下载一张猫的照片。

1 用铅笔画一个圆，代表猫的头。再画两个圆，代表猫的身体。然后再画3个小圆代表猫爪。

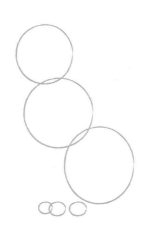

2 用彩色铅笔将3个大圆的边缘连起来，画出猫身体的轮廓。

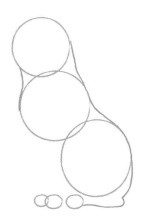

3 用3条线从中间一个圆的下边缘，连接左边两个小圆，画出猫的前腿。

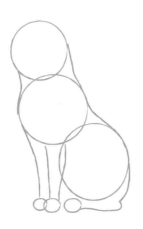

4 在猫头的圆里面画一个小圆，作为猫的口鼻部的轮廓。

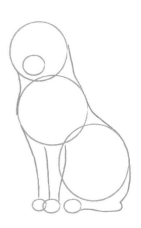

5 用彩色铅笔将猫的头、口鼻部和爪子的轮廓描绘出来，在猫爪的位置加几条短的线条，将它的脚趾画出来。

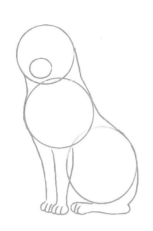

6 画出猫的尾巴。将灰色的铅笔画痕擦掉。

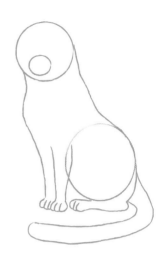

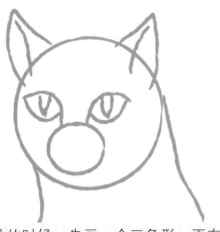

7 画耳朵的时候，先画一个三角形，再在里面画一条中线。画眼睛的时候可以先画一个椭圆，里面再画半个椭圆。

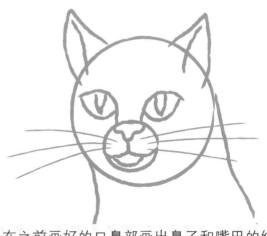

8 在之前画好的口鼻部画出鼻子和嘴巴的细节，再画上几条线当作猫的胡须。

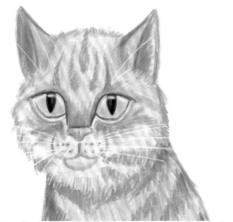

9 给猫的眼睛涂上颜色。在身体部分画很多颜色深浅不同的斜线，来描绘出猫的体毛。

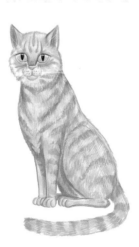

◀ 这是一幅姜黄色家猫的画像，但你可以用不同颜色和画法画出其他品种的猫。

制作押花卡片

押花是在维多利亚时期流行的艺术，用来定格某一时刻花的美。采用花束里或自己花园里种的花进行创作，作为特别事件的记录。

如何完成

押花可以用在很多的手工艺品中，比如说礼物标签和其他文具，还可以用来制作贺卡，如图所示。

■ 提前做计划，定期从花园里采花，那样当你要用到干花的时候，你就有更多的选择。

■ 有一个干净、光线充足的工作台。这项活动需要精细的步骤。

■ 你也可以做一幅押花画，将室外的景色带进室内，创造一个可供交流的话题并鼓励回忆。

▲ 可以用一片片花瓣组合成你设计的图案。

要点

✓ 轻体力静态活动

✓ 1人或2个以上参与者

✓ 生产活动/休闲活动

✓ 4周（等待花干），60分钟（制作过程）

！ 步骤复杂，因此不适合手指患有类风湿关节炎的人

！ 需要用到剪刀

这个活动的作用

制作押花需要耐心、专注力以及技巧。

· 精准地放置易碎的干花这一过程需要稳定的手、良好的手眼协调功能以及灵活性。

· 完成这样一项具有挑战性的任务能够大大提高参与者的自信心与自尊心。

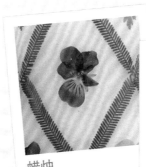

蜡烛

礼品签

书签

▲ 押花可以用来装饰各种各样的物品。

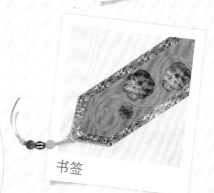

话题讨论

你喜欢在一捧花、一小把花和一大束花中放什么花？

·

怎么利用婚礼上用过的胸花或是新娘的花球来做押花？

·

还可以运用这种技术来装饰什么呢？

▶ 用押花或叶子来装饰信笺，或者创作一些花朵的图案。

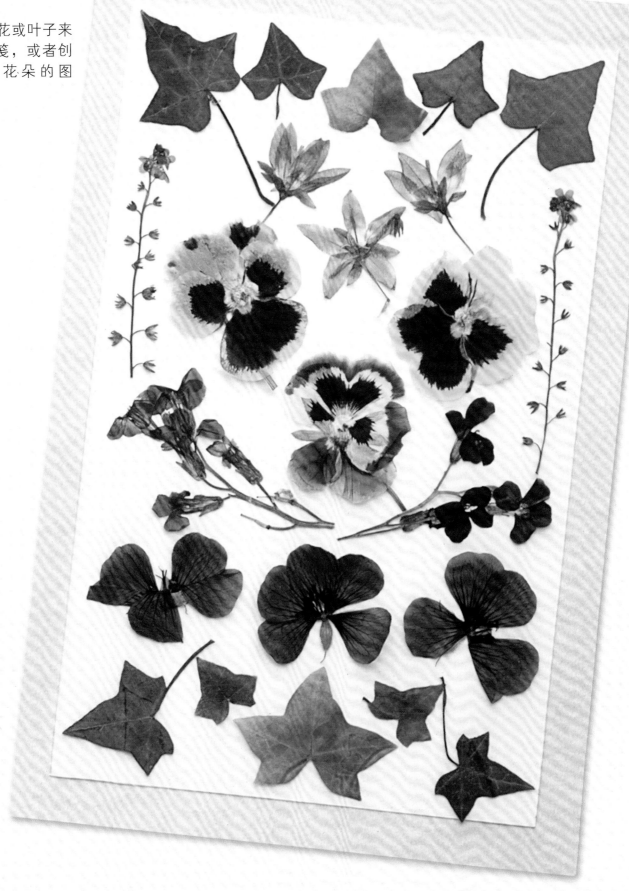

制作花束卡片

压制花材

在天气干燥的日子摘下一些新鲜的花朵。选择一些比较扁平的花朵是最好不过了，例如紫罗兰、雏菊。不要选择花粉易染色的花，例如百合花。对于比较大的花朵，建议一片一片地压制花瓣。别忘了把叶子和茎也一起摘下来。

工具和材料
• 花材
• 剪刀
• 吸墨纸或厨房用纸
• 厚重的书本

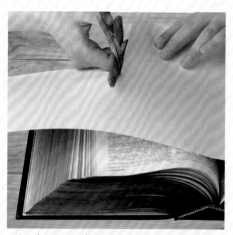

1 打开一本厚重的书，然后将一张吸墨纸或厨房用纸剪成书打开后的大小。将剪下来的纸对折，然后打开。

制作花束卡片

将夹着花材的那本书打开，然后小心翼翼地拿出夹有花材的那张纸。将一张卡片对折，然后用那些干花材来装饰卡片的封面。

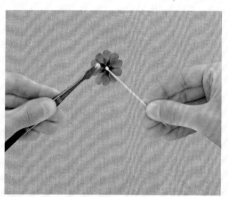

1 用镊子夹住花，用鸡尾酒搅拌棒在花的背面沾一滴胶水。

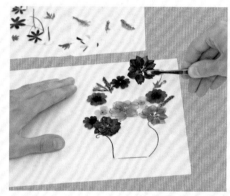

2 用镊子将沾有胶水的花贴到卡片上，然后轻轻地用镊子按压以粘贴牢固。

工具和材料
• 压好的花材
• 镊子
• 鸡尾酒搅拌棒
• 环保白胶（PVA）
• 空白的卡片
• 剪刀
• 自粘性或者熨烫黏合型透明薄膜（可选用）

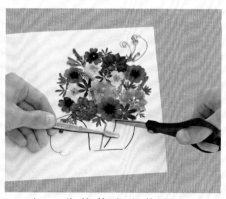

4 加一些花茎或者草在上面，将胶水涂在它们的背面，贴在卡片上并进行适当修剪。

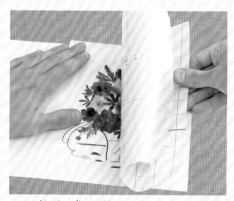

5 将完成的作品晾干。如果喜欢，可以用一些自粘性或熨烫黏合型透明薄膜将作品密封起来。

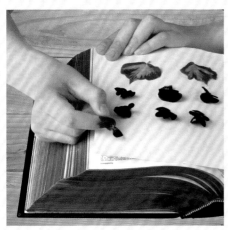

2 将花材间隔一定的距离放置在半页吸墨纸或厨房用纸上，确保它们没有互相触碰到。

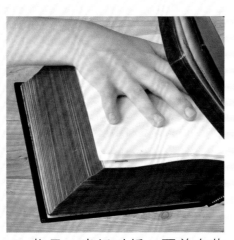

3 将另一半纸对折，覆盖在花材上。在合上书的同时，用手按住纸张，以避免花材移位。可以在书的其他页之间用同样的方法，压制更多的花材。

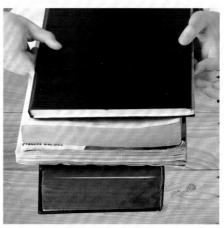

4 合上书后，用更多重的书压在那本夹着花材的书上面，将它们放在温暖、干燥的地方等待变干。这一过程大约需要4周。

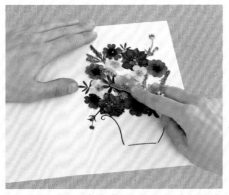

3 将叶子贴在花之间空白的地方，叶子和花朵可以重叠着贴，那样看起来更真实。

▶ 在这张完成的卡片上，你可以看到这一束花有各种花朵和叶子，草和花茎被贴成了花瓶的轮廓。

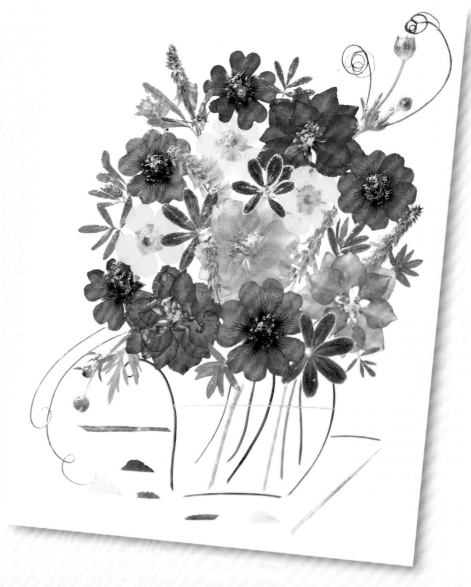

创作拼贴画

如果你认为自己不是很擅长绘画或涂色，尝试创作一幅拼贴画吧。你可以随意选择简单或复杂的，只要能让你表达自我。

如何完成

确定好你想要创作的拼贴画类型。选用拼贴画所需材料：可以是任何布料或墙纸的边角料，也可以是杂志或乐谱中的一页。

■ 铺上一块旧布料或报纸来避免工作台面沾上胶水。

■ 将收集到的拼贴画材料按照颜色进行分类。

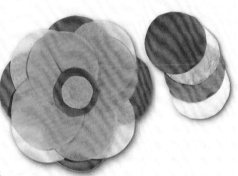

▲ 堆叠简单的图形来组成一个图案，比如用圆形来组成一朵花。

这个活动的作用

拼贴画是一项有趣的艺术创作，它可以激发想象，并且不会失败。

· 将创作一幅作品需要的材料进行颜色、材质的分类有助于你去计划和组织。

· 精细运动技能和手眼协调是必需的，从而帮助你保持灵活性。

· 如果将作品与他人分享，这个过程涉及社交互动。

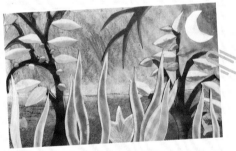

堆叠一幅拼贴画
在不同的彩色卡纸上剪出一幅图的不同部分，然后逐层将它们粘贴起来去营造三维效果。

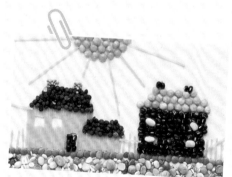

尝试用不同的材料
在寻找可以运用的材料时，发挥你的想象力。这幅画是用干扁豆、其他豆子和意大利面创作的。

话题讨论
你知道哪些创作拼贴画的著名艺术家？

·

你更喜欢创作写实图画还是抽象图案？

·

其他可以用于拼贴画的材料

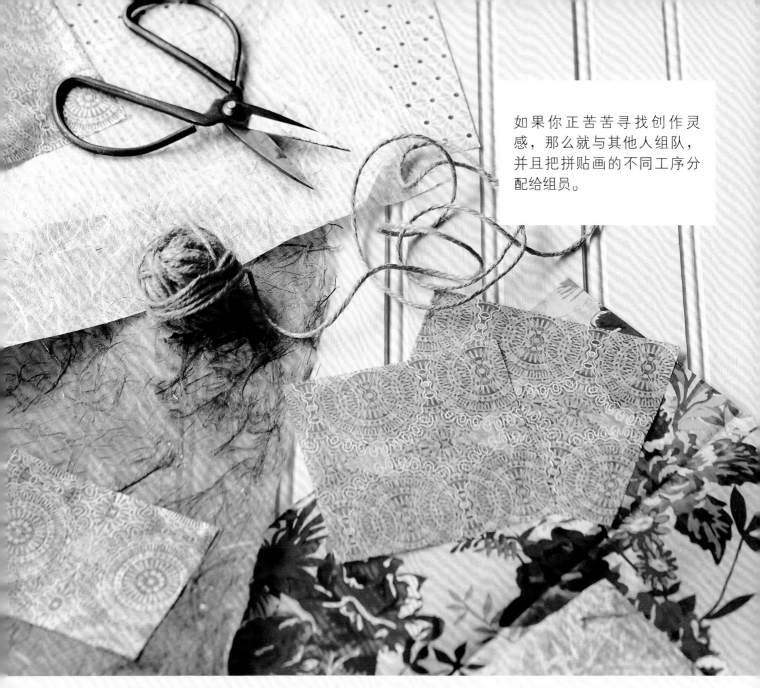

如果你正苦苦寻找创作灵感，那么就与其他人组队，并且把拼贴画的不同工序分配给组员。

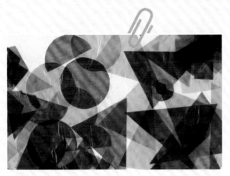

色彩和形状
抽象的图案能让你无压力地发挥想象力去创作一幅令人折服的图画。

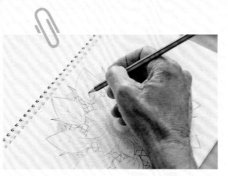

绘制基本轮廓
你可以在底稿纸上画出自己想要的图像或图案的轮廓，然后用不同材料来堆叠。

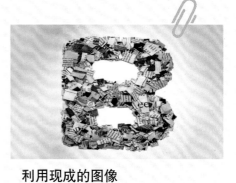

利用现成的图像
如果你不确定要创作什么，简单地将拼贴画材料覆盖在模板或打印出来的图像上即可。

制作抽象的拼贴画

除了这里展示的用皱纹纸制成图形外，你可以运用更大的、撕开的皱纹纸或杂志页来创作一幅层次更丰富的拼贴画。纸片越小，最终成品就会越精细，而且也就需要花更长的时间去完成。

工具和材料
- 不同颜色的皱纹纸
- 剪刀
- 胶棒
- 普通纸张或厚卡纸

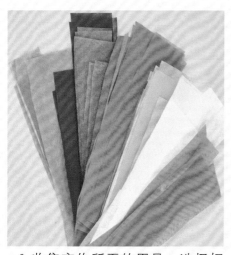

1 收集齐你所需的用具，选择好拼贴画中将用到的彩色皱纹纸。

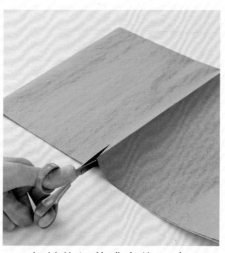

2 把皱纹纸剪成大约60个不同大小的三角形。

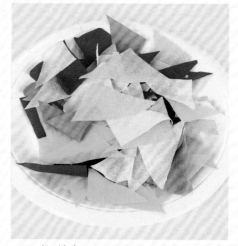

3 将剪好的皱纹纸放在一个盘子里或是一个小容器内，这样有助于你在使用时逐一选取。

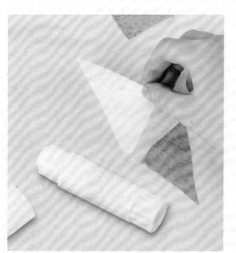

4 粘贴三角形皱纹纸时，在一面涂胶并将其粘贴在纸张上。

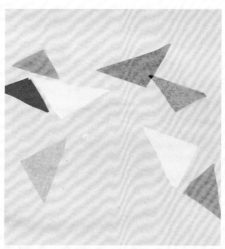

5 把每片皱纹纸压平，去掉纸片下的气泡或凝聚在一起的胶水。继续将三角形皱纹纸粘贴在纸张上。

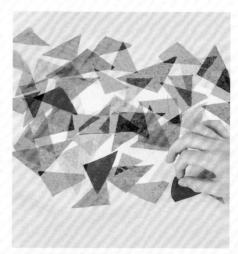

6 随着不断重叠粘贴，它们就能连接在一起组成图形，进而完成抽象拼贴画。

用拼贴画做装饰

可以通过添加五彩缤纷的拼贴画来装点家中的物品。例如，运用这个技巧来装饰相片和相框、日记本和剪贴簿的封面、贺卡或是你的记忆盒（见第88~89页）。

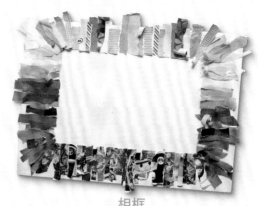

相框

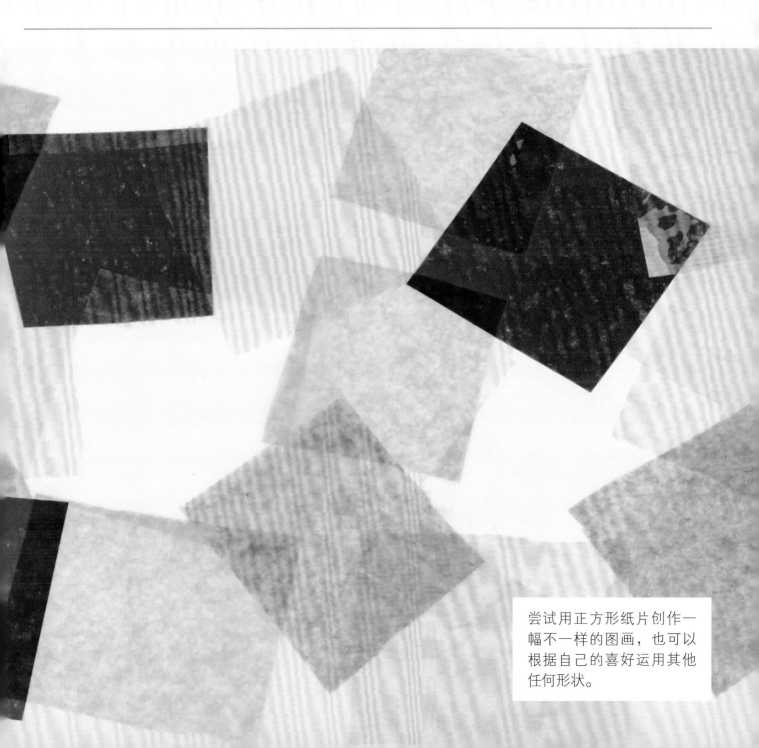

尝试用正方形纸片创作一幅不一样的图画，也可以根据自己的喜好运用其他任何形状。

拓展阅读·著名艺术作品

人类在4万多年前就开始创造艺术品了，其中一些最早期的洞穴壁画尚存留于世。如今在书籍中或在网络上就能够观赏到许多著名的艺术作品，或许你已有机会在旅行中亲眼见到一些。显然，世界上最知名的油画之一就是由列奥纳多·达·芬奇所创作的《蒙娜丽莎》。这幅油画耗费了他大约4年的时间，现在这幅油画收藏在巴黎的卢浮宫里。

▶后印象派画家乔治·修拉画了右侧这幅巨大的油画，名为《大碗岛星期天的下午》，于1886年展出，其运用的是点彩派的风格。

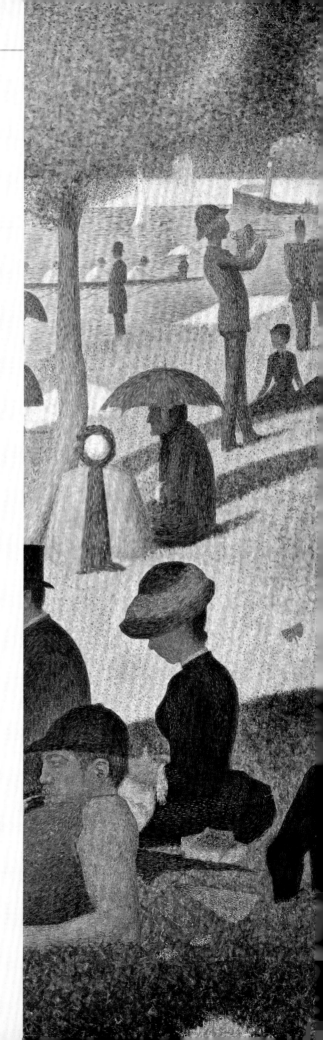

话题讨论

你有最喜爱的油画家
或油画吗？

哪一个你更喜欢：古典大师作品
还是现代艺术作品？静物写生还是抽
象风格作品？人物肖像还是风景画？

你更喜欢油画还是雕塑？

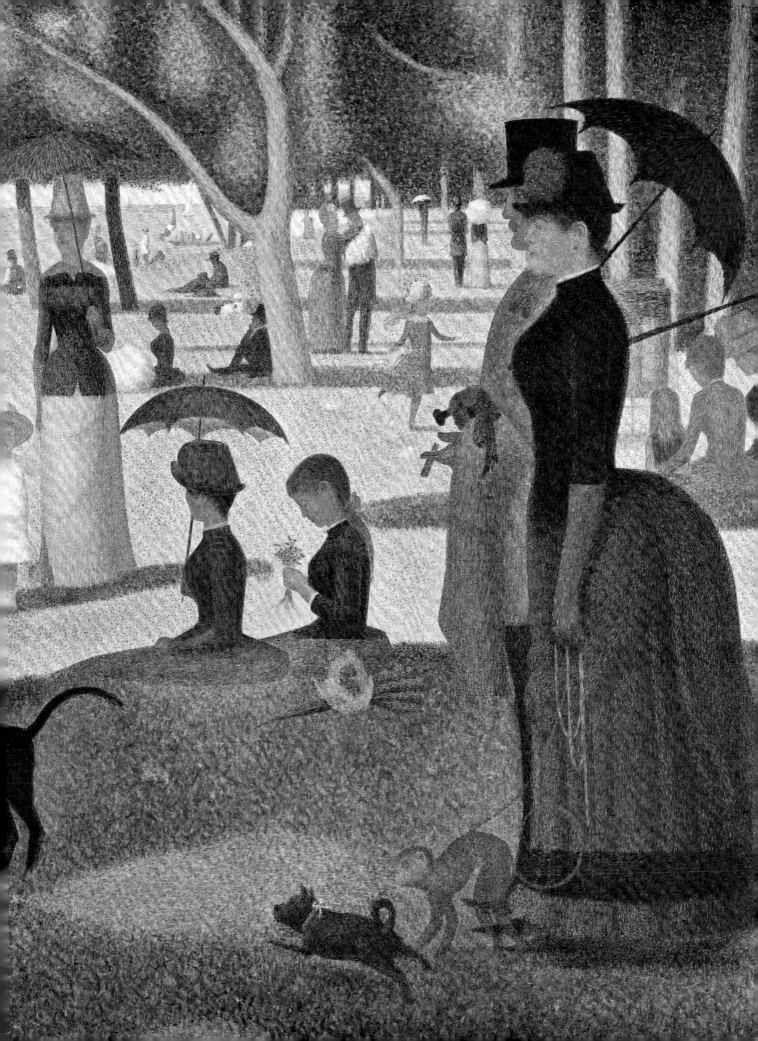

简易的印刷

印刷是一种很受人喜爱的方法，它可以用来装饰平面的布制品，也可以用于创作艺术作品、制作贺卡及包装纸。

如何完成

用一块旧布料覆盖在工作台面上，并且穿上一条围裙或一件旧衣服，印刷过程会蛮脏的。另外，还需要备齐印刷时所需的用品。

■ 运用小滚轴给印章涂上颜料，或者把印章放在印泥或浅的颜料碟上上色。

■ 均匀用力，将印章压印在卡纸、布料或画布上来进行印刷创作。

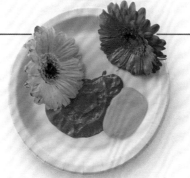

▲ 寻找周围的物品来作为印章，比如较平的花朵是不错的选择。

要点

✓ 轻体力静态活动

✓ 1人或多人

✓ 生产活动

✓ 灵活的时间安排

✓ 难度可调整

! 自己制作印章涉及使用美工刀

! 可能涉及使用剪刀和熨斗，须使用无毒的颜料

这个活动的作用

创意艺术，比如印刷，能够提升自信心和自尊感，当言语表达有困难时，提供了一种自我表达的方式。

• 印刷有趣、简单，并且不会失败。

• 印刷速成的特点有助于激励你创作更多。

• 这项活动的全过程需要专注力、很好的手眼协调能力以及手的稳定性。

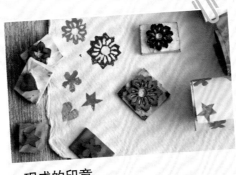

现成的印章
可以从大量现成的印章中挑选，也可以在手工艺商店或网上寻找。

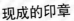

浮雕木块
如果作品设计尚不确定，你可以把现成的浮雕作为印刷板进行设计。

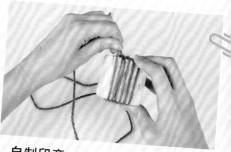

自制印章
将线绕在木块的周围来制作一个几何图案，从不同角度抓握印章来印下图案。

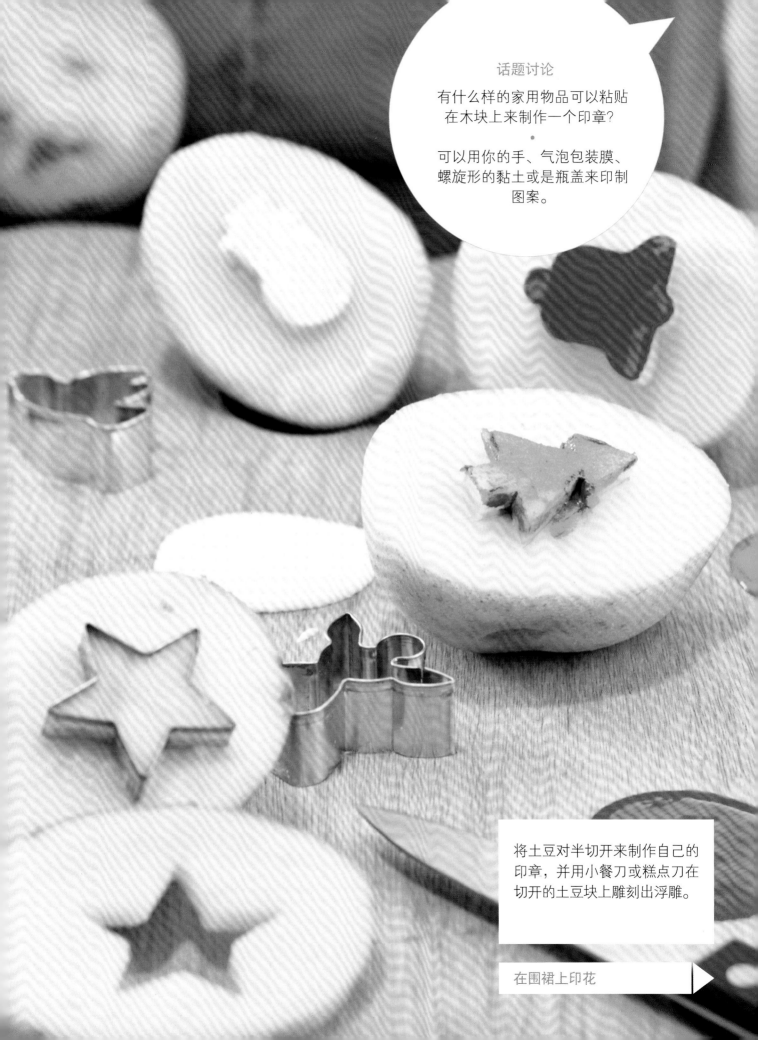

话题讨论

有什么样的家用物品可以粘贴
在木块上来制作一个印章?

可以用你的手、气泡包装膜、
螺旋形的黏土或是瓶盖来印制
图案。

将土豆对半切开来制作自己的
印章,并用小餐刀或糕点刀在
切开的土豆块上雕刻出浮雕。

在围裙上印花

为你的设计图案制作模板

将这里的鱼和柑橘的图形复制在纸上，或是将它们在复印机上放大，并根据其轮廓描画下来制成模板。另外，也可以发挥你的创造力，创作你自己的设计图案。不妨预先准备好木块印章，然后选不同的时间来做印花，以避免疲劳。

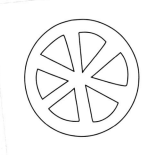
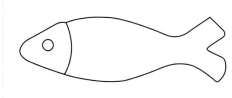

鱼

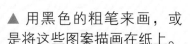

柑橘片

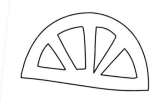

半个柑橘片

▲ 用黑色的粗笔来画，或是将这些图案描画在纸上。

在围裙上印花

大多数染料需要通过熨烫来固色，因此在使用染料前需要仔细阅读制造商的用法说明。如果这些染料的使用太具有挑战性，在做比较复杂的步骤时可以寻求帮助。

工具和材料
- 平整的棉质或亚麻围裙
- 模板纸
- 剪刀
- 手工泡沫纸
- 铅笔
- 万能胶
- 3个小木块
- 中号颜料刷
- 3种不同颜色的布用染料
- 干净的布或纸张
- 熨斗

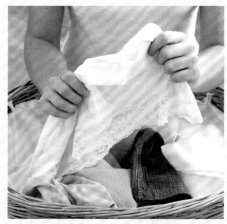

1 在给围裙印花之前清洗围裙：很多布用染料在新洗涤好的衣料上上色最好，通常棉质或亚麻布料上色最佳。

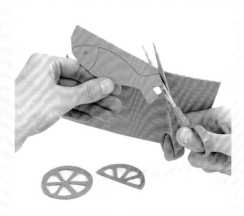

2 把每张模板纸上的纸样都剪出来，放在手工泡沫纸上，沿着纸样把轮廓描画下来，再从泡沫纸上剪下相应的模板。

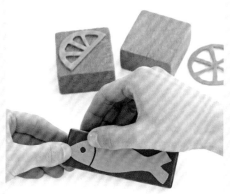

3 将泡沫纸模板分别粘贴到木块上。将鱼头剪下，在粘贴时，注意在鱼头与鱼身之间留下一条细细的缝隙。

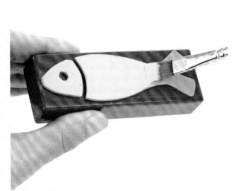

4 在木块上的鱼形泡沫纸模板上刷涂上一层薄而均匀的蓝色布用染料。

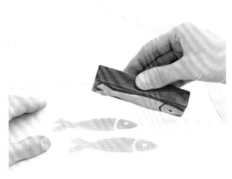

5 将已涂上染料的木块压在围裙上来印出鱼的图案。每次压印时，都要涂上染料。

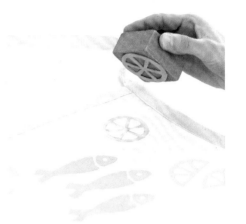

6 用黄色、绿色染料重复以上的步骤，印出一些柑橘片的图案。将印好的围裙搁置到完全干透。

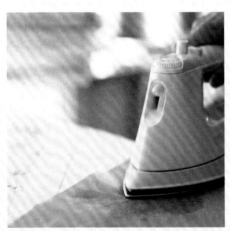

7 如果需要，将一块干净的布或纸张覆盖在印花的区域上，用热熨斗熨烫以使染料固着在围裙上。

▶ 何不再装饰其他厨房用织物来搭配呢？例如，也可以在烤箱手套或擦拭杯盘用的抹布上印花。

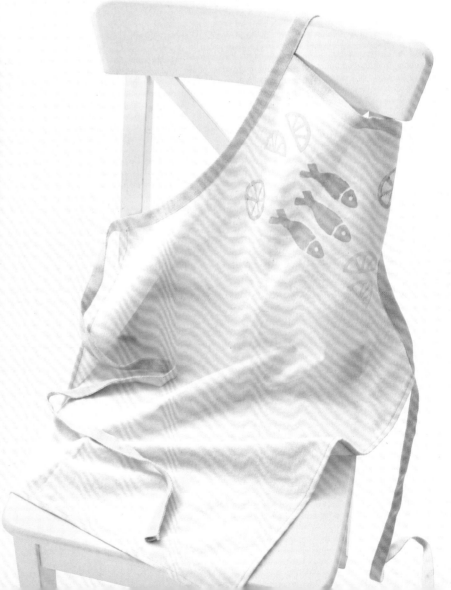

制作纸浆碗

这项简单的工艺没有失败之说，能使你变得有创造力并且可以与他人分享乐趣。

如何完成

先确定碗的用处，想要用它来存放首饰、钥匙？或者放一些干花？又或者放糖果、水果或贝壳？根据这些因素决定碗的大小。

■ 在工作台面上铺好旧报纸或者抹布，提前准备好需要的所有材料。

■ 一旦做好碗，用你的创造力尽可能地去装饰它。如果它是为孩子准备的，你可以选择明亮的颜色。如果是为自己准备的，可以刷上你最喜欢的颜色。

▶ 用彩色皱纹纸或者五颜六色的漫画纸去制作纸浆碗，或者等纸浆碗干了之后再上色。

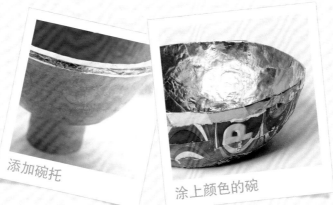

添加碗托

涂上颜色的碗

话题讨论

你还会用旧报纸去做些什么？

还有其他什么东西可以用这种方法做吗？

你家里有没有其他用该方法制作的物品？

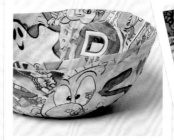

卡通漫画碗

皱纹纸碗

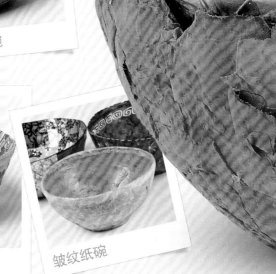

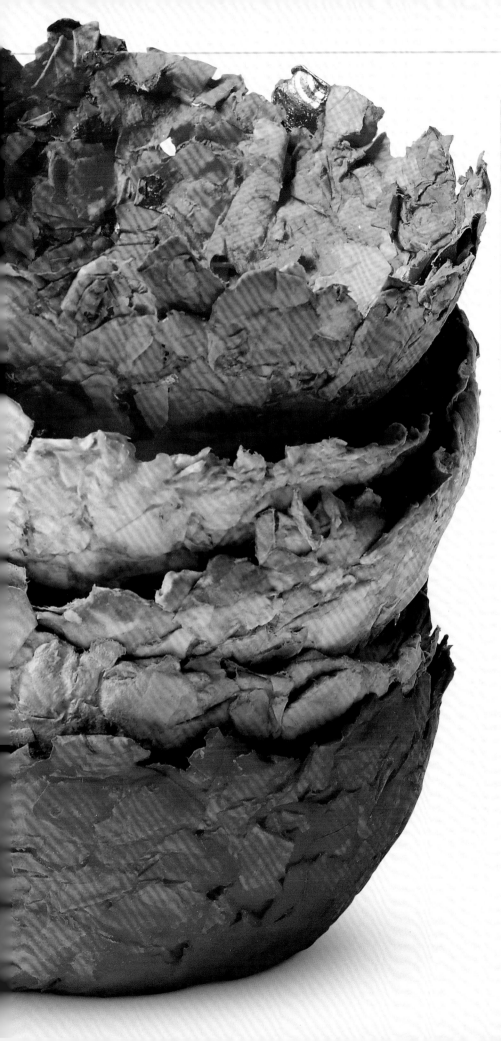

要点

✓ 轻体力静态活动

✓ 1人或多人

✓ 生产活动

✓ 每个步骤30分钟，再加上干燥时间

✓ 容易

! 会使用到炊具或含杀真菌剂的墙纸糨糊以及剪刀

这个活动的作用

如果你的专注力较差的话，这项活动可能需要花上几天时间分阶段才能完成。

· 撕纸能令人放松，并且用到了手指的精细活动，因此可以训练手指的灵敏度。

· 将纸条层叠起来有助于锻炼手眼协调。

· 这个活动需要计划以及组织协调技巧，贯穿于整个活动的工序也能训练和帮助维持认知能力。

◀ 如果使用同一个模具，你可以运用各种颜色来制作一系列的碗。

制作一个纸浆碗

搜集纸张

旧报纸是最好的，因为这种纸有气孔而且容易吸收糨糊，但是只能晾干后上色。你可以使用五颜六色的纸，例如旧礼物包装纸或者皱纹纸，做出碗的底色。

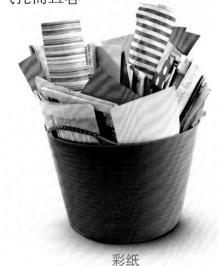

彩纸

工具和材料
- 旧报纸
- 3杯水
- 1杯面粉
- 深平底锅
- 木头勺子
- 玻璃罐或者塑料杯
- 塑料碗
- 凡士林
- 画笔
- 剪刀
- 塑料手套（可选用）
- 可食用颜料（可选用）

制作一个纸浆碗

制作中需要用到现做的由面粉和水制成的糨糊。分阶段制碗，把配制好的墙纸糨糊放在有盖的罐子里备用。墙纸糨糊含有杀真菌剂，所以需要洗净手或者戴塑料手套。

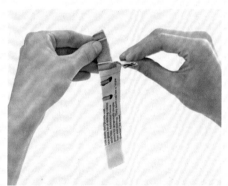

1 将纸撕成纸条，长度能覆盖碗内从碗口一侧到另一侧，不需要十分精确。

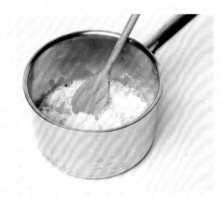

2 在深平底锅内放入1杯水以及1杯面粉。慢火加热并不断搅拌直至其变成顺滑的糨糊。

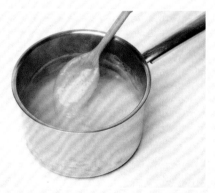

3 再加入2杯水，烧开并持续搅拌。把糨糊倒入杯或者罐子中待其冷却。

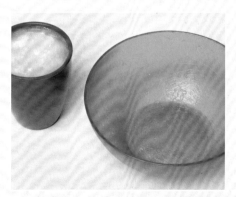

4 使用凡士林润滑作为模具的塑料碗以防粘碗。

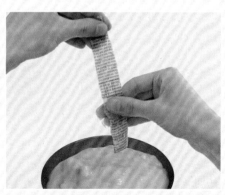

5 拿一张纸条放在糨糊中浸透，用手指捋去多余的糨糊。

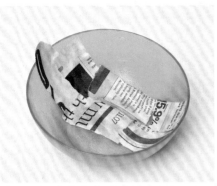

6 将纸条横铺在碗中。用糨糊浸透另一张纸条，铺在碗中使之与第一张纸条平行并稍稍交叠。

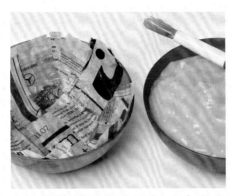

7 继续铺纸条直到把碗内完全覆盖，再在第1层纸条上多刷些糨糊。

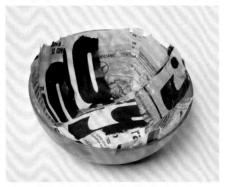

8 加入更多浸透糨糊的纸条形成第2层。保持纸条交叠并与第1层交叉。

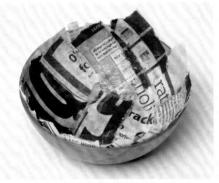

9 在第2层纸条上刷上糨糊，并持续地加入纸条，直到有6层纸条。

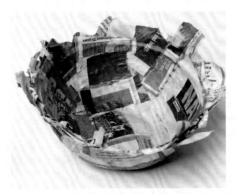

10 将纸碗放置过夜让它完全干透。用流动的水冲刷掉多余的糨糊。

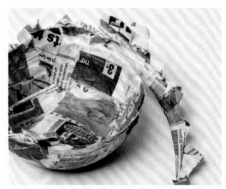

11 轻轻地将纸碗从模具中取出，用剪刀修剪边缘，这时可以对纸碗进行装饰和上色了。

▶ 这个碗是使用10~12层彩色皱纹纸代替报纸制成的。

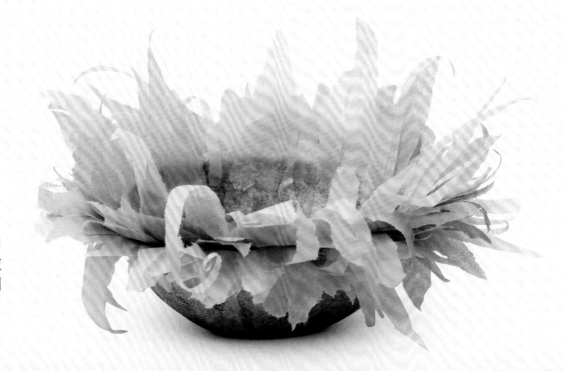

木工活动

木工活动可以在感觉上带来深层次的满足感和成就感。你可以自己锯木头或者使用预先锯好的木头。

如何完成

选择一个与你的经验以及现有的木工技术水平相符的项目去实施。

■ 如果你喜欢坐在桌子旁，尝试对预先锯好的木头进行打磨、抛光、上漆或组装。

■ 一项长期的活动，例如翻新一件旧家具，包含各种任务，你可以在愿意的时候继续去完成。

■ 考虑加入当地木工俱乐部，为交谈、怀旧以及相互支持提供机会。

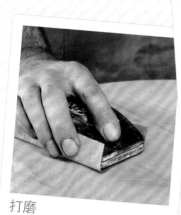

打磨

钻孔

钉钉

▲ 你可能喜欢在合作项目中运用你的经验以及木工技巧来帮助自己完成熟悉的任务。

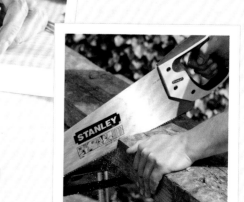

锯开

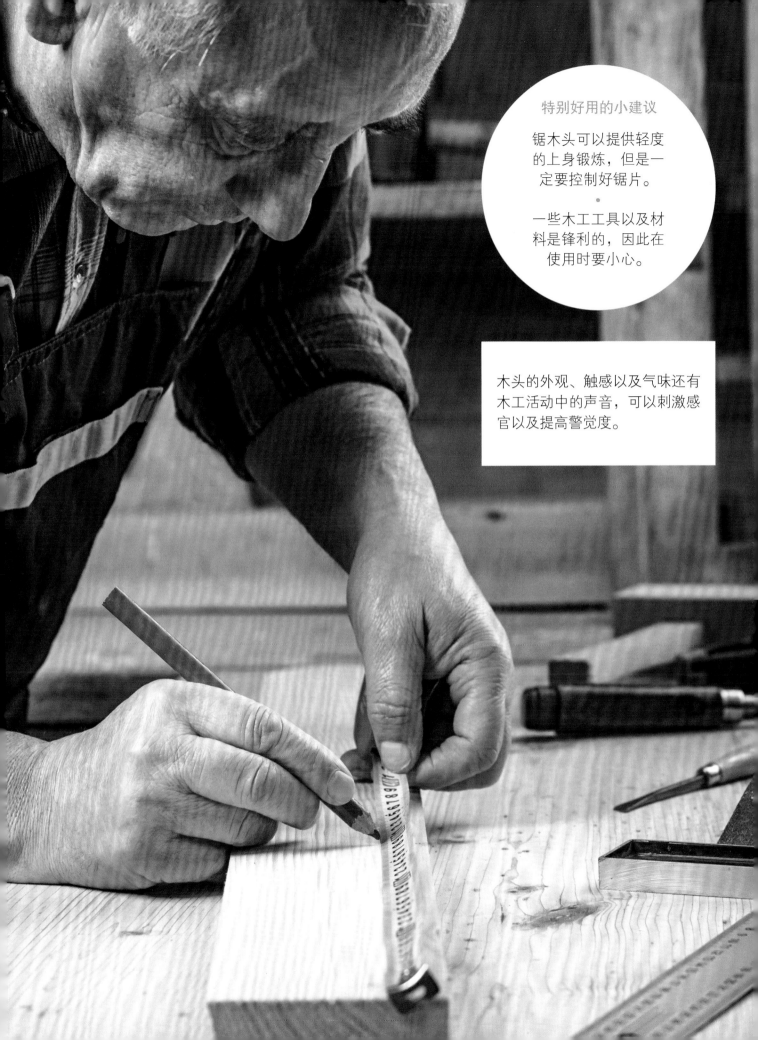

特别好用的小建议

锯木头可以提供轻度
的上身锻炼，但是一
定要控制好锯片。

一些木工工具以及材
料是锋利的，因此在
使用时要小心。

木头的外观、触感以及气味还有
木工活动中的声音，可以刺激感
官以及提高警觉度。

制作窗台花箱

对于园艺师来说使用基本的工具和木板来制作花箱是件相对容易的事情，尤其是当你有动手经验时。

如何完成

专注于你觉得有信心的步骤，无论是锯东西还是仅仅用语言分享你的经验。

■ 将这个活动作为一次与年轻的家庭成员分享你的经验的机会。

■ 如果觉得测量有难度，你可以买一套预先按尺寸切割好的组件，然后将其组装起来。

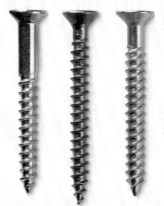

▲ 确保使用合适长度的螺钉。

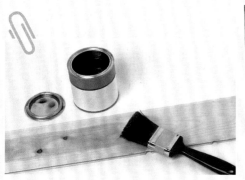

木工漆
你可以使用水性无毒的涂料给花箱着色，在缠胶带之前先给箱子上色。

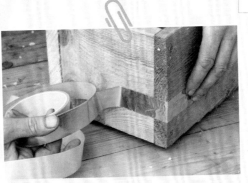

胶带
为了防止鼻涕虫啃食植物，用镀铜的胶带缠绕花箱下方。

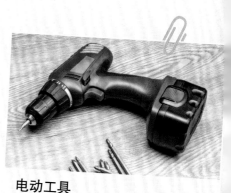

电动工具
如果对使用电动工具有所顾虑，遇到困难时可以寻求他人帮助，比如打孔。

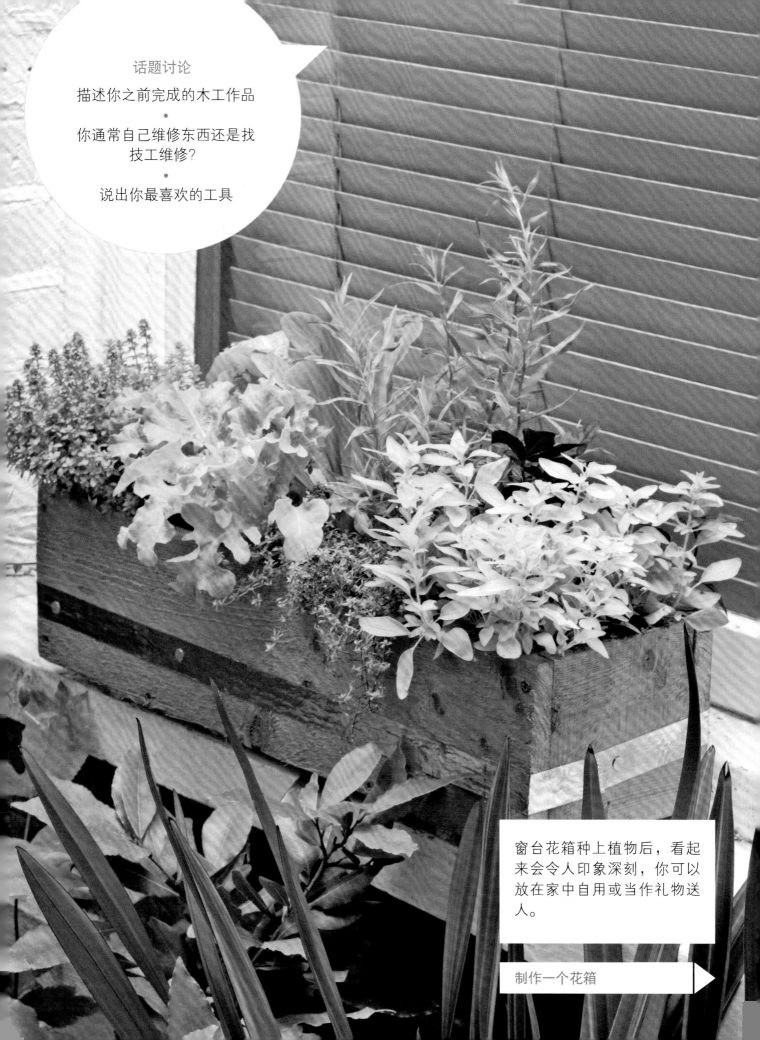

话题讨论

描述你之前完成的木工作品

你通常自己维修东西还是找
技工维修?

说出你最喜欢的工具

窗台花箱种上植物后,看起
来会令人印象深刻,你可以
放在家中自用或当作礼物送
人。

制作一个花箱 ▶

木板的测量

选一块2.5厘米厚的木板，长度要能切割出花箱所需的木板块。你可能需要用一块长度在205厘米以上的木板进行切割。下面是测量和标记锯开位置的说明。

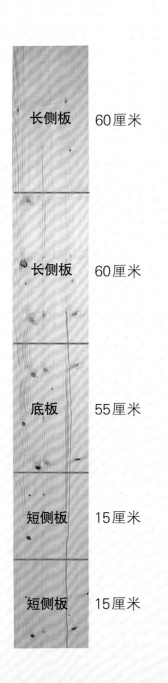

长侧板	60厘米
长侧板	60厘米
底板	55厘米
短侧板	15厘米
短侧板	15厘米

制作一个花箱

当完成木板测量后，按左边图示指引，再次检查你的测量是否准确。沿每个测量点横跨木板画一条垂直线，如果使用三角尺会容易画些。或者，你也可以从已切割开的不同的木板上量出尺寸，但是确保它们都是2.5厘米厚。

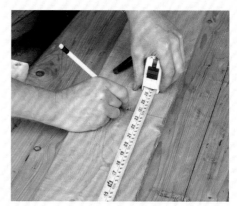

1 在木板上测量出需要切割的2块长侧板、1块底板以及2块短侧板，并用铅笔来标记。

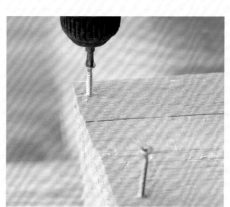

5 把两个螺钉放进短侧板的两个导向孔，用螺丝刀来拧紧。

工具和材料
- 1块木板或者复合板：15厘米×2.5厘米×205厘米
- 铅笔
- 直尺
- 卷尺
- 手锯
- 20个50毫米长的螺钉
- 4个38毫米长的螺钉（用于压条）
- 可充电螺丝刀
- 钻和钻头
- 2根压条：各2.5厘米×1.2厘米×18厘米
- 三角尺（可选用）

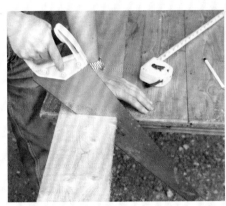

2 依照之前的标记去锯木板，为了切面平整，可让他人来帮忙固定木板的另一端。

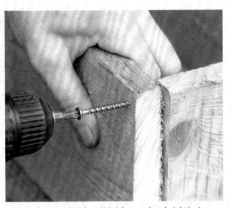

3 将短侧板拼接到长侧板上，可以直接在长侧板的两个角上上螺钉。

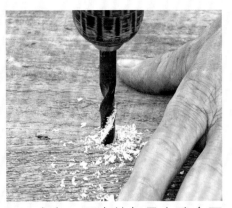

4 或者，预先钻好导向孔会更容易。使用比螺钉小一点的钻头。

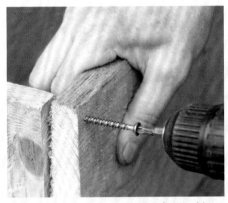

6 重复步骤3~5，完成第2块短侧板和第1块长侧板的拼接。这样，一个三边的框架就做好了。

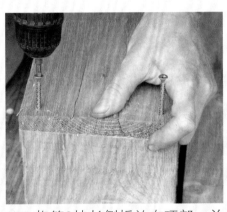

7 将第2块长侧板放在顶部，并把边缘与2块短侧板对齐，在四个角上用螺钉固定。

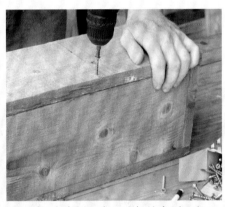

8 将底板放在四边的框架上，如果不合适，将需要修改的地方标记出来并进行修整。

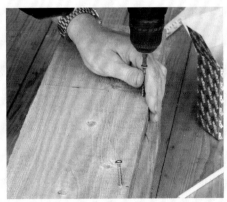

9 通过两侧的导向孔拧入螺钉将底板固定在正确的位置。螺钉间隔约15厘米。

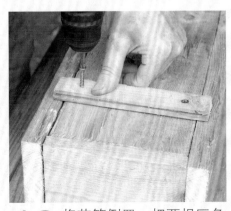

10 将花箱倒置，把两根压条横跨放在底板的两端，各用2个螺钉固定。

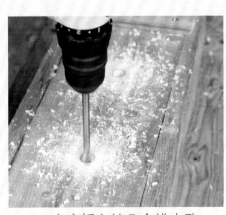

11 在底板上钻几个排水孔，每两个间隔10厘米。不要钻坏工作台面。

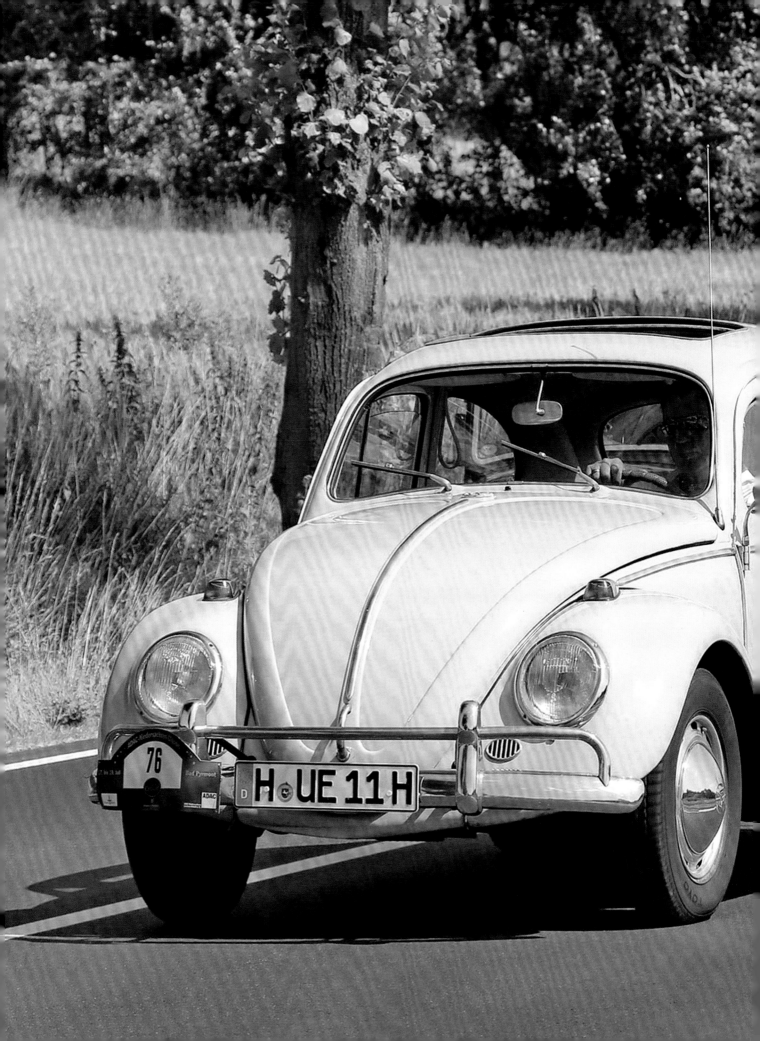

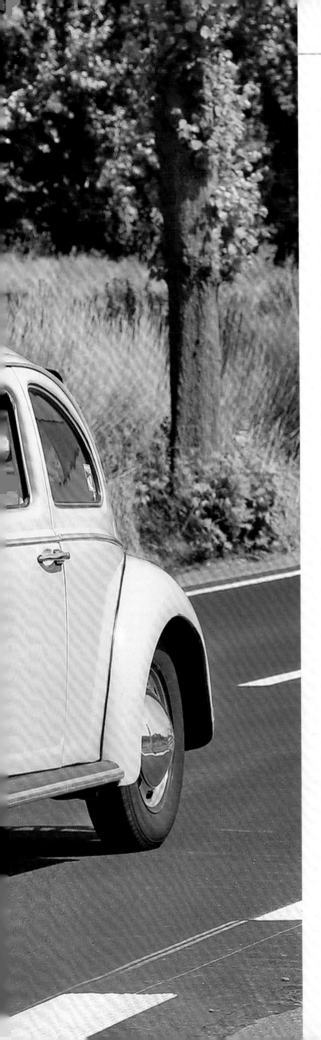

拓展阅读·经典款汽车

一百多年前，福特T型车使普通大众都拥有了汽车。从那以后，一些汽车设计激发了汽车爱好者的想象力，也成了经典。劳斯莱斯和保时捷等品牌是财富的象征，但其他品牌却因为历史悠久而成为经典。生产历史比其他型号汽车都长的大众甲壳虫仍然是最畅销的车型之一。

◀尽管大众甲壳虫在65年的生产历史中有不同的版本，但它始终保持着独特的外形。

话题讨论

你开的第一部车是什么？

你最喜欢电影或者电视节目中的什么车？

如果钱不是问题，你最想买什么车？

将自然界的东西带回家

即使你大部分时间是待在宰内，也可以用自然界的物品装点室内环境来与大自然保持联系。

如何完成

将墙壁粉刷成绿色和蓝色，把大自然的气息带入你家。

■ 在墙上挂上你最喜欢的画或风景照，比如海滩、山川或森林。

■ 在花瓶里插上鲜花、干花、绢花、草和树叶等。

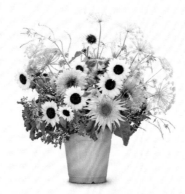

▲ 新鲜的、应季的花朵可以帮助你感受季节的更替。

要点

✓ 温和的活动

✓ 1人或多人

✓ 生产活动

✓ 灵活的时间安排

✓ 容易

这个活动的作用

把自然元素带进家里对精神健康非常重要，并且有助于放松，降低血压，改善心情，培养创造力。

· 大自然的颜色可以使人平静：柔和的蓝色使头脑沉静、注意力集中，绿色会使人安静——因为我们的眼睛不需要对其做任何调节。

· 接触和看见自然物品可以刺激感官，唤起对生活经历的回忆。

· 白天在家里最大限度地利用自然光对减少黄昏时的焦虑不安（患有失智症的人偶有这种经历）有帮助。

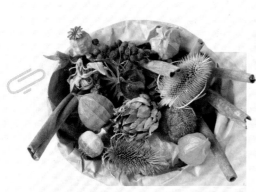

百花香拼盘
利用干的种子穗和几滴精油做一份百花香混合拼盘。

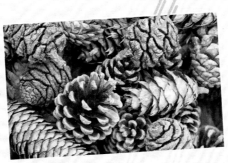

收集藏品
收集一些如松果类的东西，并把收藏品展示给大家欣赏。

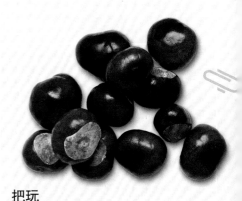

把玩
不同质地的物品能刺激感官且把玩时令人情绪舒缓。

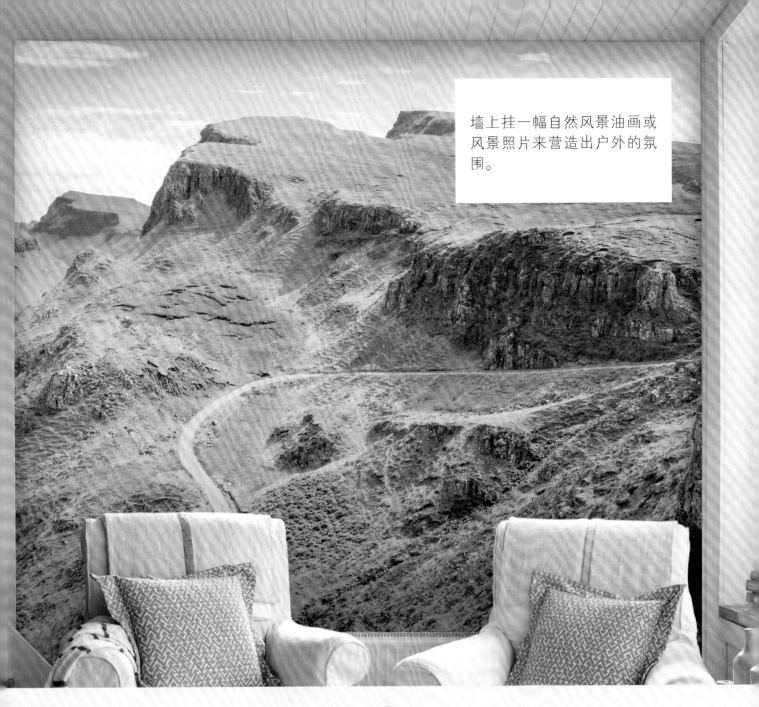

墙上挂一幅自然风景油画或风景照片来营造出户外的氛围。

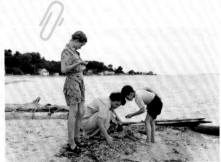

海滩"淘金"
或者在度假期间，收集一些能让你想起最愉快的大自然经历的物品。

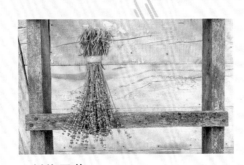

制作干花
把花茎修剪成同样长度，用绳子系好，悬挂起来，避免阳光直射。

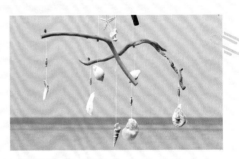

制作一些作品
用自然界里找得到的东西为家里制作一些装饰品，比如这个风铃。

用树叶制作物品

树叶是来源丰富的天然材料，可以用它制作简单的物品，如一个令人愉悦的乡间散步的纪念品，或者用它庆贺一下你在花园里的劳作。

如何完成

收集树叶时带一个大袋子或篮子和手套，你可能还需要修枝剪或者普通剪刀。

■ 如果要使用已经压好的树叶，要在4周前收集好（具体制作方法见第156~157页）。

■ 如果喜欢用新鲜的叶子，需要把它们放在书里面压平一整夜。

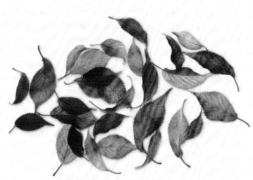

▲ 秋天的树叶色彩绚丽，但比较容易碎，所以要轻拿轻放。

▶ 使用树叶的方法有很多。如果你在活动中遇到棘手的问题，可以与他人合作完成。

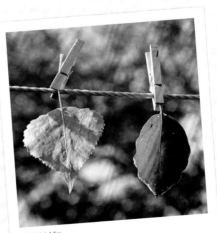

做彩旗

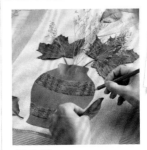

做卡片

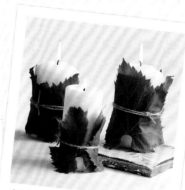

包裹蜡烛

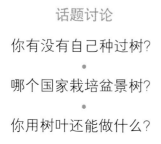

话题讨论

你有没有自己种过树？

·

哪个国家栽培盆景树？

·

你用树叶还能做什么？

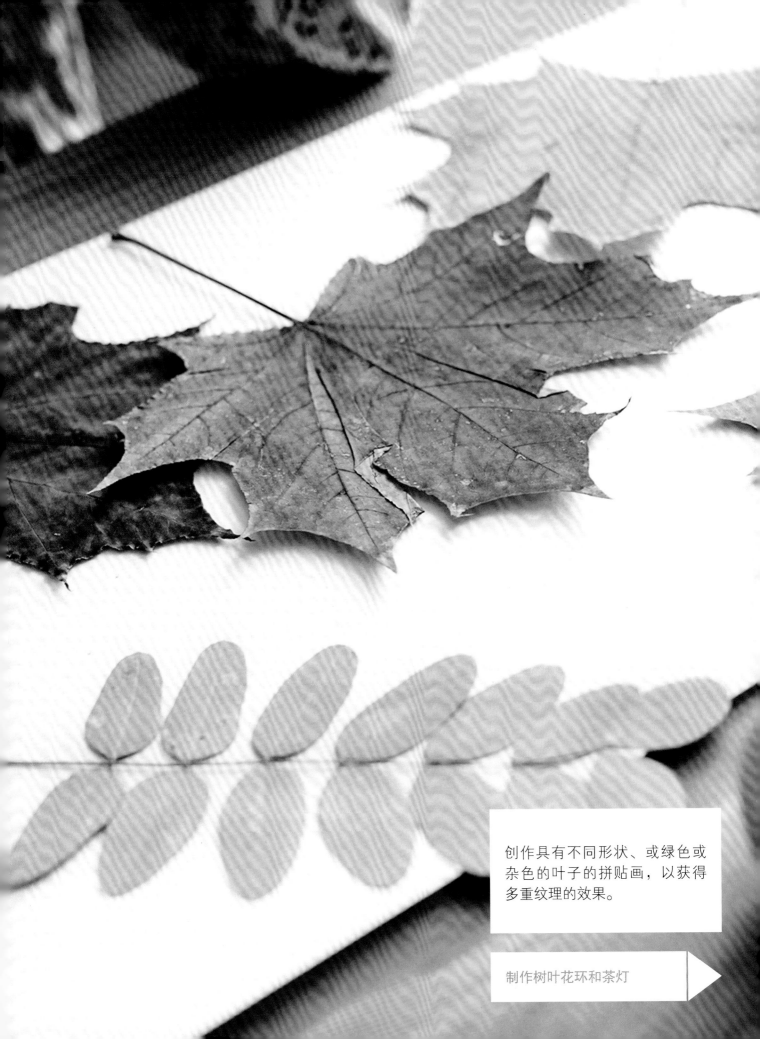

创作具有不同形状、或绿色或
杂色的叶子的拼贴画，以获得
多重纹理的效果。

制作树叶花环和茶灯　　　➤

制作树叶花环

大而平整的叶子更容易处理，可以做成较大的花环。收集完叶子后，用修枝剪或普通剪刀修剪叶柄。在用金属丝穿叶子时需要集中精神，但活动中如果你觉得需要休息一下，可以随时停下来，稍后再继续。

> 工具和材料
> • 现收集的50~70片新鲜大叶子
> • 修枝剪或普通剪刀
> • 园艺铁丝，约45厘米长
> • 钢丝钳

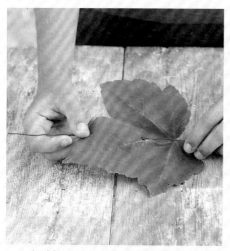 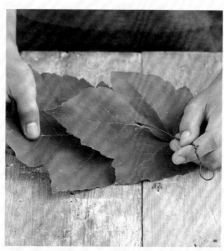 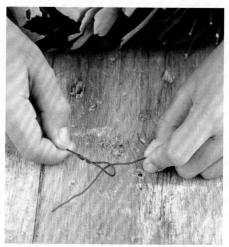

1 把铁丝的一端折起并紧紧地拧成一个圈。小心地把铁丝的另一端穿过叶子的中心。

2 继续把叶子穿在铁丝上，确保叶柄都指向里面，把叶子往铁丝圈的一端推，直到穿好所有的叶子。

3 把铁丝的尖头穿过拧好的那个圈后折回并拧紧，剪掉多余的铁丝。将叶子拉拢成一个花环。

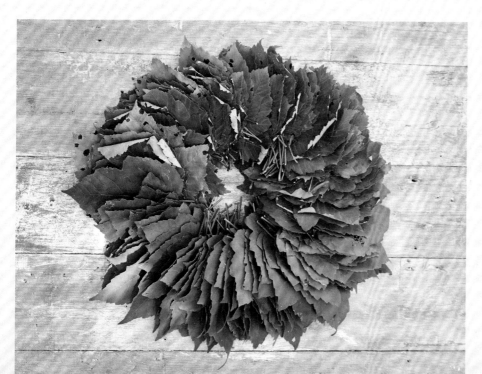

◀ 用剩下的铁丝弯成一个圈，用来挂树叶花环。花环的尺寸取决于叶子的大小。

制作茶灯

用树叶和彩带装饰瓶子做成灯罩。可以把它们当作可爱的餐桌摆设，也可以把它们当作礼物送人。如果使用有香味的茶灯，可能会唤起强烈的回忆。

常绿的叶子，如常青藤叶，可以在一年中的任何时候收集，也可以用不同的叶子来反映季节的变化。当灯点亮时，务必有人看管。

工具和材料
- 一些果酱瓶
- 有足够强度的铁丝和钢丝钳
- 新鲜或干的叶子和种子穗
- 环保白胶（PVA）
- 刷子
- 丝带
- 几个茶灯小蜡烛

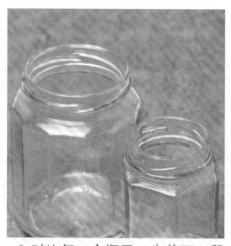

1 对比每一个瓶子，先剪下一段比瓶口周长稍长的铁丝。

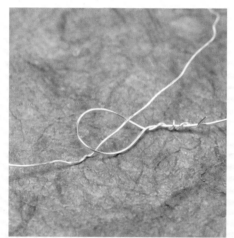

2 剪一根长约30厘米的铁丝，在两端各弯一个圈，将第一段铁丝穿过这两个铁丝圈。

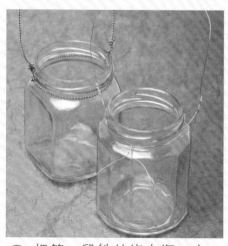

3 把第一段铁丝绕在瓶口上，两端缠绕在一起。调整好那两个铁丝圈，使其与绕在瓶口的铁丝垂直。

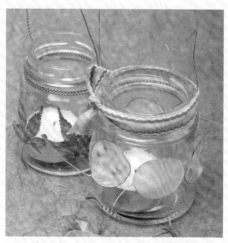

4 把叶子或种子穗粘贴在瓶子的侧面。在瓶口系一条丝带，将茶灯小蜡烛放进瓶子里。

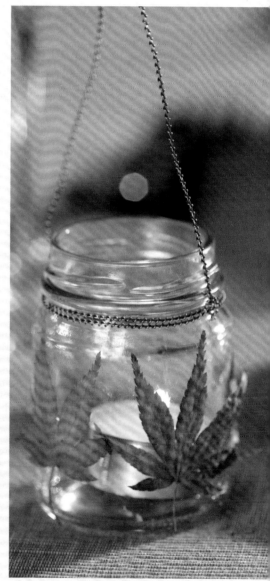

▲ 使用形状夸张和色彩鲜艳的树叶，以达到最佳效果。

缝制实用的物品

缝纫既可以放松心情同时也是生产活动。如果之前尝试过，你会很容易回忆起如何操作。选择一个挑战性不太大的项目或任务来享受缝纫的乐趣。

如何完成

如果有经验，你可以用缝纫技巧来制作从装饰物到衣服的所有东西，你也可以选择按照简单的图案或设计来制作。

■ 使用易于处理的面料，避免使用易碎、反光、难以缝制的面料。

■ 尝试用塑料的网格（刺绣用的底布）：它足够坚韧，便于握持和裁剪成各种形状，上面的孔足以让较粗的针穿过（易于穿线）。

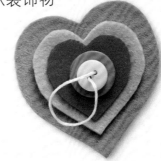

▲ 毛毡布是一种易于操作的面料，适合小手工艺品的制作。

刺绣
你可能会发现用粗线和大孔眼的针做十字绣、挂毯绣或其他刺绣比较容易操作。

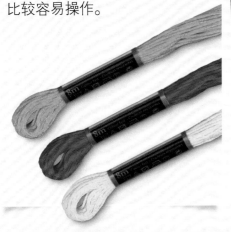

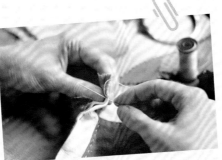

手工缝制
如果使用缝纫机感到紧张，你可以手工缝制物品。

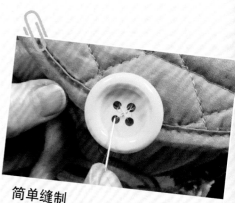

简单缝制
享受更简单的缝制活动，比如钉纽扣、缝补破洞和包边。

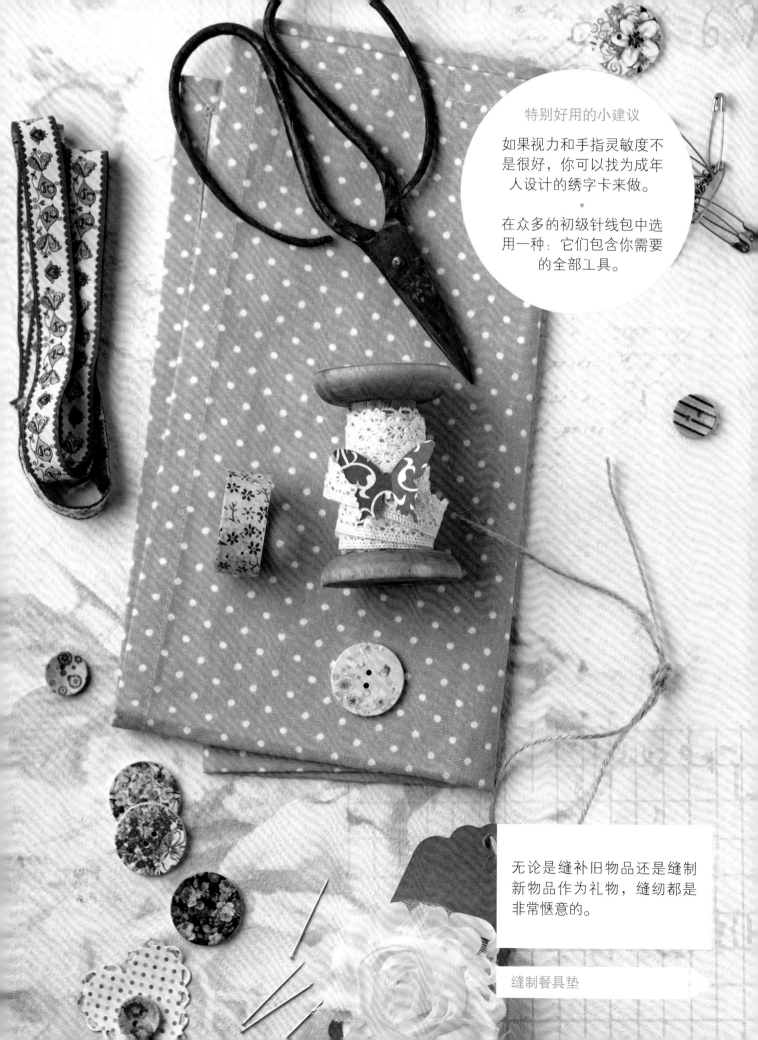

特别好用的小建议

如果视力和手指灵敏度不是很好，你可以找为成年人设计的绣字卡来做。

在众多的初级针线包中选用一种：它们包含你需要的全部工具。

无论是缝补旧物品还是缝制新物品作为礼物，缝纫都是非常惬意的。

缝制餐具垫

选择餐具垫的颜色和面料

如果视知觉不如从前，使用餐具垫可以帮你看清楚盘子的边界，特别是当桌面或桌布的颜色与盘子相似时。选择纯色、深色的面料与餐具的颜色形成反差。

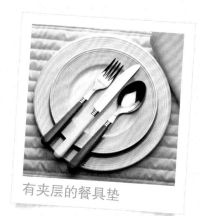

有夹层的餐具垫

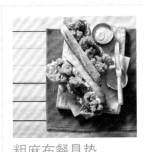

粗麻布餐具垫

缝制餐具垫

缝制餐具垫是一个再利用旧面料甚至茶巾和桌布的好方法。图中用的面料是红格子布和纯色亚麻布，你也可以选用任何两种颜色的面料。棉布或亚麻布是最易缝制和清洗的。

工具和材料

- 衬布
- 亚麻茶巾或其他面料，最小尺寸为153厘米x102厘米
- 1块旧格子桌布或其他布料，最小尺寸为153厘米x102厘米
- 皮尺
- 裁缝粉笔或铅笔
- 剪刀
- 珠针
- 针
- 棉线
- 穿好了棉线卷的缝纫机（可选用）

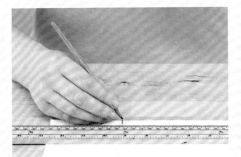

1 测量并裁下4块衬布、4块亚麻布和4块格子布。每块布的尺寸为33厘米 x 23厘米。

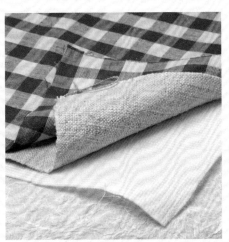

2 缝制第1块餐具垫，分别取1块格子布和亚麻布，两块布正面相对，叠放在衬布上。

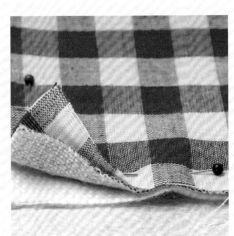

3 确保3块布的边缘对齐并用珠针固定。如果你想的话，也可以把边缘对得格外整齐。

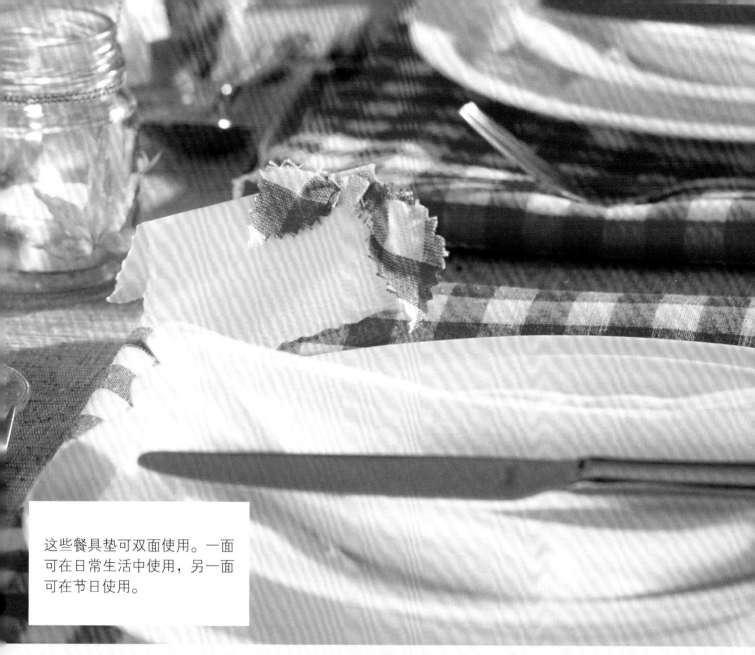

这些餐具垫可双面使用。一面可在日常生活中使用，另一面可在节日使用。

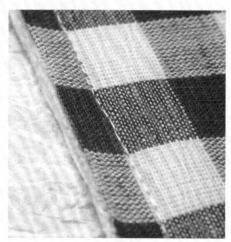

4 留1厘米宽的缝份，将3块布缝合在一起。缝完3条边后，第4条边留一半不缝。

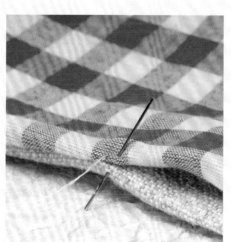

5 将餐具垫通过返口翻出正面，同时衬布会被翻到里面。将返口缝合。

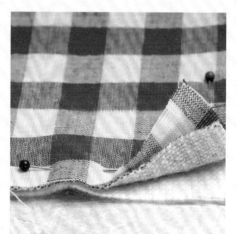

6 重复步骤2~5，完成其余3块餐具垫。这样你就做好了4块餐具垫。

重拾棒针

如果喜欢编织衣物或是有编织经验，你一定知道其中的乐趣。只需做些简单的调整，你就可以继续享受这项休闲活动了。

如何完成

不要为编织复杂的图案而费尽周折。如果图案太难，请选择简单的。你可能需要别人帮忙起针。

■ 你可以把图案放大复印出来以便于查看。可以考虑每完成一步都做上标记。

■ 较粗的棒针更容易握持，用起来也更舒服。

要点

✓ 轻体力静态活动

✓ 1人

✓ 生产活动/休闲活动

✓ 灵活的时间安排

✓ 难度可调整，取决于经验多少

这个活动的作用

这项手工活动需要一系列的认知技能，包括专注力、对指引的理解和跟随、活动的启动和按程序完成的能力，以及解决问题的能力。

· 如果以前有过编织经历，那么编织时需要程序记忆。

· 有节奏的、重复的编织活动有助于放松。

· 编织需要良好的手眼协调能力和手部灵巧性。

▶ 通过翻阅旧图案和手工艺图书来寻找灵感。你可以编织一些简单的方形织片来做拼接毯子或婴儿衣服。

婴儿衣物

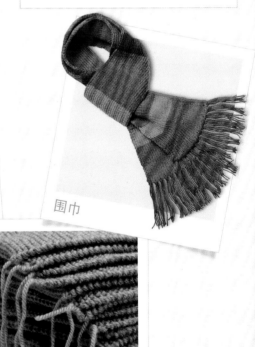
围巾

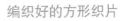
编织好的方形织片

话题讨论

你曾帮忙把一绞线绕成毛线球吗？

·

你编织的第一件物品是什么？

·

编织的针法或技法

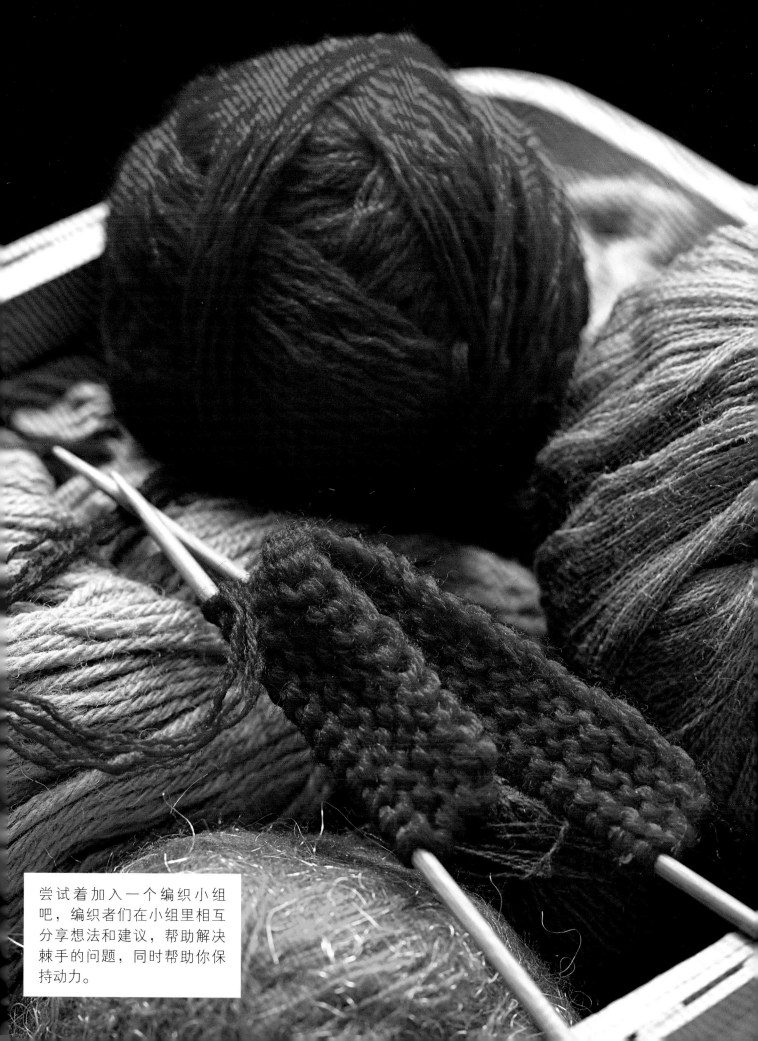

尝试着加入一个编织小组吧，编织者们在小组里相互分享想法和建议，帮助解决棘手的问题，同时帮助你保持动力。

制作感官袖套

制作袖套可以自用，也可以捐给医院或失智症慈善机构。它们制作起来相对简单。

如何完成

在开始之前收集好你所需要的所有东西，包括毛线团和一些服饰用品。

■ 如果你想和他人一起来做或者每次制作一点点也是可以的。

■ 根据你的优势和能力来调整设计，比如，你可以利用装饰品来掩盖袖套上掉针或错针的痕迹。

▶ 在你的针线盒和扣子盒里找寻不同材质、颜色、形状的有趣的物件。

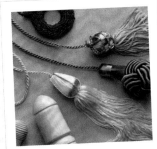
流苏

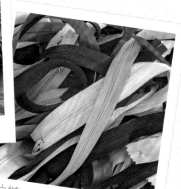
拉链

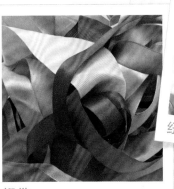
缎带

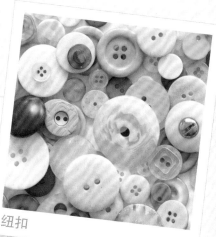
纽扣

要点

✓ 温和的活动

✓ 1人或多人

✓ 生产活动

✓ 3~4小时

✓ 中等难度

这个活动的作用

做一个有实际用途、对他人有帮助的东西，可以给你带来很大的成就感和自豪感。

· 如果你经常编织，那么你就是用程序记忆来完成这个活动。

· 你可以尽情地进行自由创作，设计你自己的风格，在这个过程中不必因为担心做得不对而焦虑。

· 制作袖套所需要的认知技能包括按次序完成步骤、专注力、选择与决策能力。

· 色彩鲜艳的袖套可以刺激视觉，实体装饰品可以刺激触觉。它们还能平复躁动的情绪。

话题讨论

还有什么东西可以用来装饰袖套呢？

想想袖套的口袋里能放哪些芳香的东西

哪些能发出声音的东西可以放上去帮助刺激听觉呢？

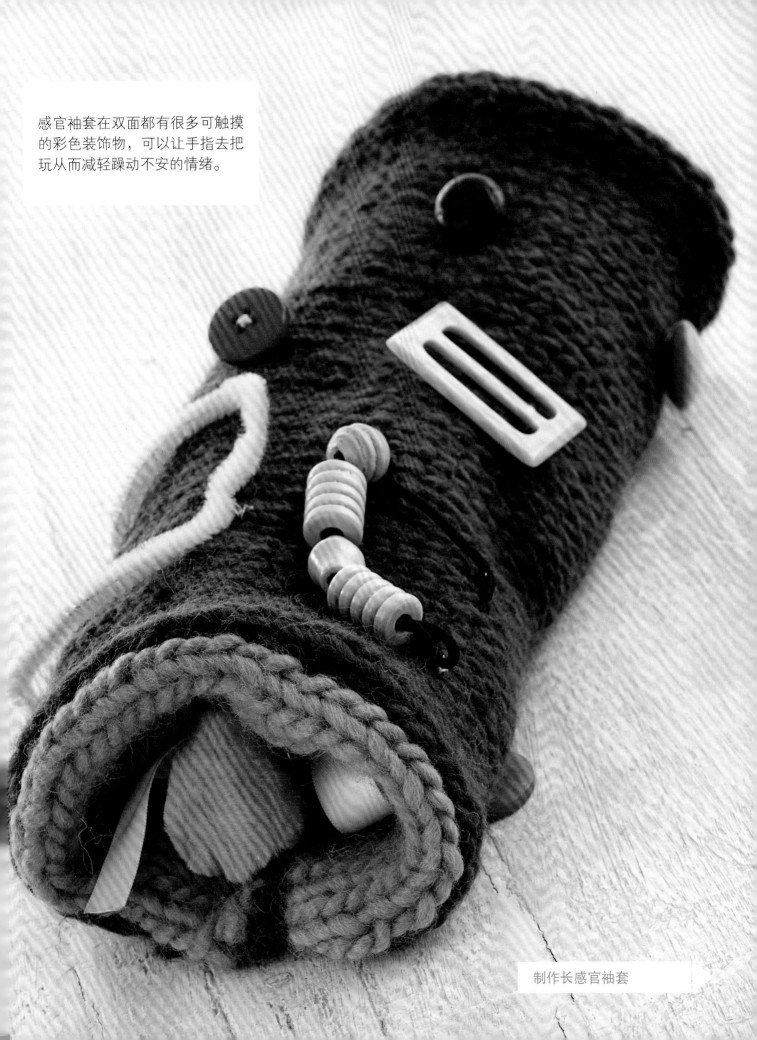

感官袖套在双面都有很多可触摸的彩色装饰物，可以让手指去把玩从而减轻躁动不安的情绪。

制作长感官袖套

收集装饰物

你需要14~18件可触摸的物品来装饰袖套，包括毛毡制成品、纽扣、织物线圈、发圈、绒球、缎带、流苏、塑料窗帘环。不要使用任何尖锐或边缘锋利的物品或太小的不易抓握的物品。可以开合的物品比如拉链和魔术贴，能添加一些其他的触觉元素。

制作长感官袖套

这个袖套的内外两层由不同颜色的羊毛线编织而成，但如果你喜欢，也可以只用一种颜色的羊毛线。下面是制作的最小尺寸，你也可以两种颜色都多织几行来改变尺寸。

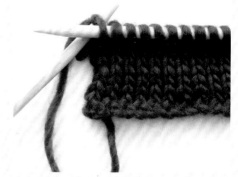

1 起48针——起伏针或下针编织是最容易的——或者能织成约30厘米宽的织片的针数即可。

工具和材料

- 2团150克重的粗毛线
- 1副粗棒针，7~9号
- 大眼毛线缝针
- 剪刀
- 普通缝针
- 纽扣线
- 14~18件可触摸的装饰物

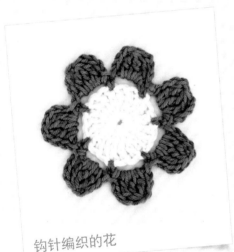

钩针编织的花

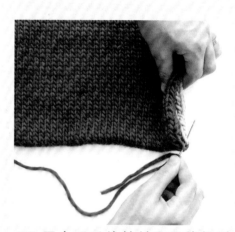

5 用大眼毛线缝针和毛线把对折后的方块织物的一边缝合起来。

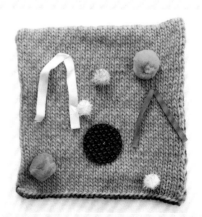

9 把剩下的软的装饰物缝在这块方块织物的另一面（这将会是内侧的一面）。

串珠项链

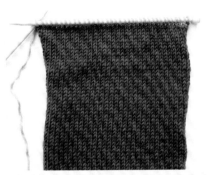

2 当织到30厘米长时，换上第2种颜色的毛线继续织。

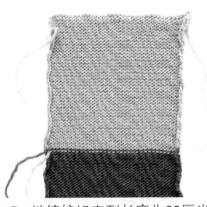

3 继续编织直到长度为60厘米，然后收针，或者请别人帮忙收针。

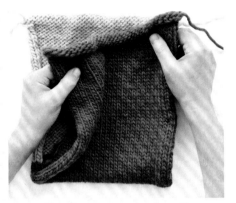

4 将织物对折，变成一块双层的方块织物。

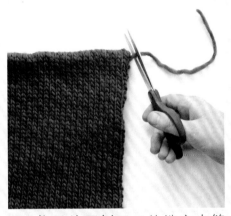

6 将另外两侧开口的地方也缝起来，在最后打结并把多余的线头剪掉。

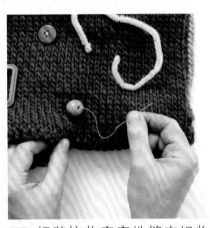

7 把装饰物牢牢地缝在织物的一面，并把露出的缝线线头剪掉。

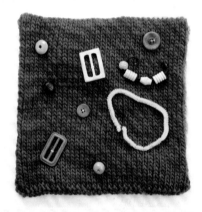

8 把较大的7~9个装饰物缝在这块方块织物的一面（这将会是外侧的一面）。

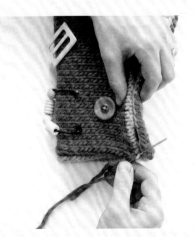

10 用大眼毛线缝针把两侧相对的边缝起来，形成一个套子。

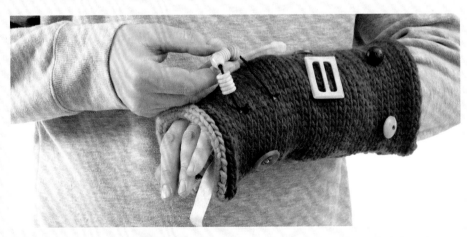

11 完成的感官袖套的内外侧都有可触摸的装饰物。

制作感官毛毯

感官毛毯上装饰上不同的物品可以刺激视觉、触觉甚至是嗅觉。做一个给自己或者送给朋友吧。

如何完成

制作感官毛毯没有"标准"的方法，每一张都是独一无二的。用作装饰的物品取决于你的品味和手头上有什么可用。

■ 毛毯最好是颜色鲜艳的羊毛材质，至少100厘米×80厘米的大小，或足以覆盖大腿。

■ 一旦你选定了合适的物件，把它们都放在毯子覆盖大腿的位置上。

■ 把每个物件都牢牢地缝在相应的位置上。牙线是缝纽扣很好的材料。

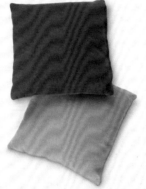

▲ 你也可以将你的想法应用到制作感官坐垫和感官围裙上。

要点

✓ 轻体力静态活动

✓ 1人或多人

✓ 生产活动

✓ 灵活的时间安排

✓ 难度可调整

! 会涉及剪刀、针、别针的使用

这个活动的作用

毛毯可以在感官上提供舒适感，这会带来情绪上的安抚。

• 装配饰品、设计和制作感官毛毯所涉及的认知技能包括选择、计划、组织和专注力。

• 把物件缝在毛毯上可以锻炼手的灵巧性、精细运动技能以及手眼协调能力。

• 这种创造性的活动和作品的完成可以给你带来成就感。

• 抚摸和摆弄毯子上的饰品，会让你的手忙个不停，这也是减少焦虑、舒缓情绪的方式。

▶ 选择一条颜色鲜艳的可洗的毯子，但不要图案繁乱。选用质地致密、中等重量的毯子，例如羊毛材质的。

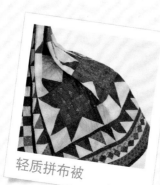

轻质拼布被

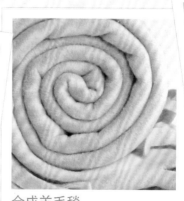

合成羊毛毯

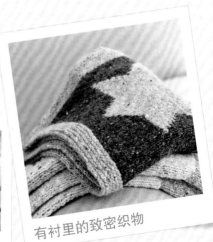

有衬里的致密织物

选择感官小物品

用"可操作物品"来装饰毛毯，比如按扣、拉链和魔术贴等能开合的东西。添加一些用来抚摸、拧转、拉扯或能藏东西的物件。尝试加入不同材质的物品，比如蓬松的、坚硬的、柔软的物品，以及有气味的物品，比如一个有配饰的香囊。

话题讨论

还可以用什么来让你的毯子更个性化呢？

你有自己偏好的材质吗？

什么样的东西放在你的毯子上可以刺激听觉呢？

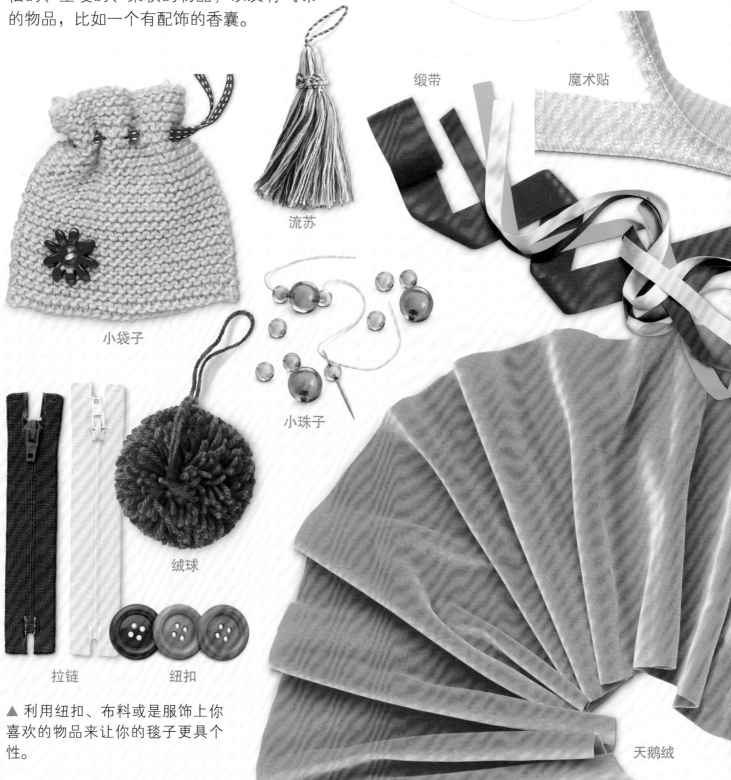

缎带

魔术贴

流苏

小袋子

小珠子

绒球

拉链　　纽扣

天鹅绒

▲ 利用纽扣、布料或是服饰上你喜欢的物品来让你的毯子更具个性。

制作节日饰品

为特殊的日子或场合亲手制作装饰品，比如生日、接风聚会、花园派对、年度节日或周年纪念日。

如何完成

考虑一下主题和色调，例如，圣诞节配红色、金色和绿色，春天配淡绿色和黄色，婚礼配红色或银色。

■ 制作彩旗是很容易的，非常适合户外庆祝活动。晚上还可以点亮茶灯（见第185页）。

■ 你可能希望与他人合作完成这个活动，每个人负责其中一个特定的部分。

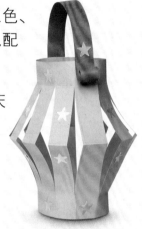

▲ 纸灯笼很容易做，你可以对其进行装饰使色彩更丰富。

这个活动的作用

制作饰品可以是很容易的，既可以让你发挥创造力，又不必像制作永久保存的物品那样带来压力。

• 在这个过程中，你会使用一系列的肢体和认知技能，包括决策、规划、组织、安排次序、专注力和注意力。

• 完成装饰品制作会让你获得成就感，并且提高自尊心。

话题讨论

描述你喜欢的家庭聚会

•

你家有每年都会拿出来的珍藏的饰品吗？

考虑在装饰中使用新鲜叶子或人工叶子的利弊

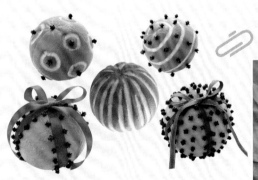

橙子香球
用镶有干丁香花蕾的干橙子制成香球。

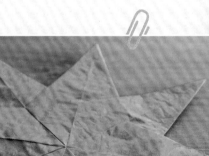

纸星星
在书中或是网上搜索制作其他有趣的纸质饰品的详细说明，就像这些纸星星一样。

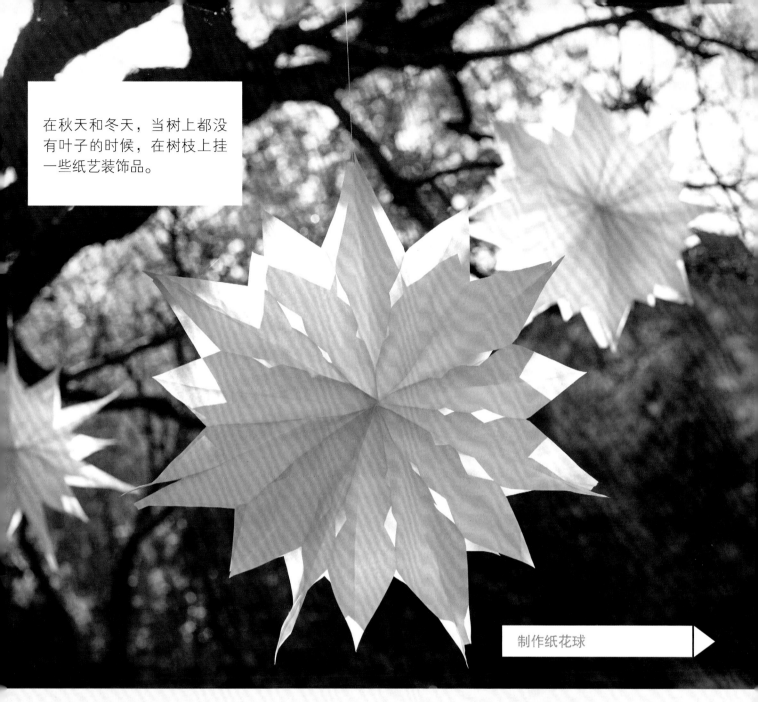

在秋天和冬天，当树上都没有叶子的时候，在树枝上挂一些纸艺装饰品。

制作纸花球 ▶

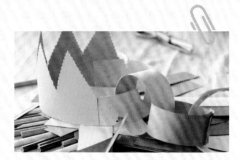

纸链

准备纸条，大约20厘米x1.2厘米。用胶水或书钉把两头连接起来，形成环。

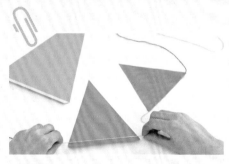

彩旗

剪出三角形的彩色纸或布，把它们粘或缝到一定长度的绳子上。

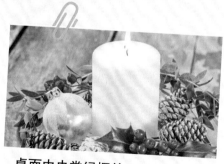

桌面中央常绿摆件

这是一种桌面饰品，在圆的玻璃盘子中央放一支蜡烛，围绕着蜡烛放一些常绿的枝条、彩球和松果。

制作纸花球

每张纸可以做一个手掌大小的花球。制作主题颜色或不同色调的花球，并把它们像彩旗般挂起或挂在树上，也可以在桌子中央的上方挂上一组。

工具和材料
- 彩色薄皱纹纸，每张大小为75厘米 x 50厘米
- 剪刀
- 金属勺子
- 50厘米长的花艺铁丝
- 隐形线

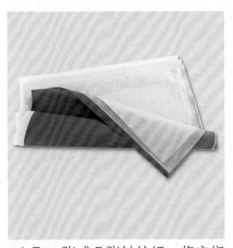

1 取一张或几张皱纹纸，将它们整齐地对折，再横向对折2次，打开。

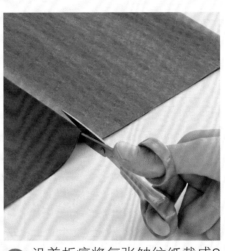

2 沿着折痕将每张皱纹纸裁成8张，将这8张纸从下至上叠在一起。

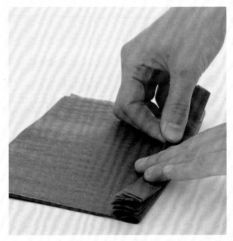

3 从短边开始，将皱纹纸折叠成1.2厘米宽的风琴状纸条，并用勺子按牢折痕。

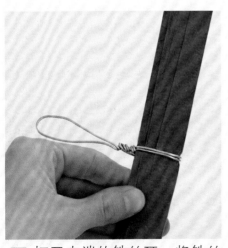

5 打开末端的铁丝环，将铁丝的端头披藏起来不至于外露。

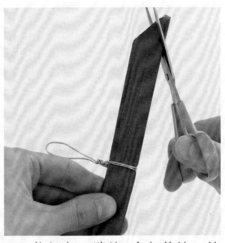

6 将纸条一端的2个角剪掉，使其变成尖角。另一端重复上述操作。

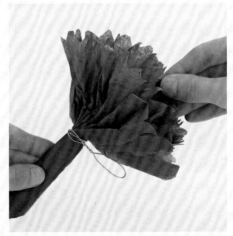

7 拉开皱纹纸条一端最外层褶皱，逐层拉开直到最里层。

制作大花球

大花球用于制作令人印象深刻的装饰，每个花球由8整张皱纹纸组成。将8张皱纹纸整齐堆叠，然后根据步骤1~8进行操作，当做到步骤3时，折叠的宽度要更宽些，大约为2.5厘米。

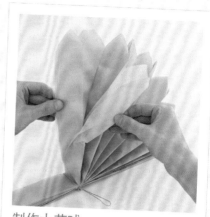

制作大花球

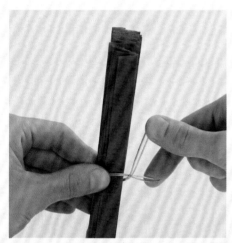

4 将花艺铁丝对折，再绕着折叠好的纸条的中部对折，并拧紧。

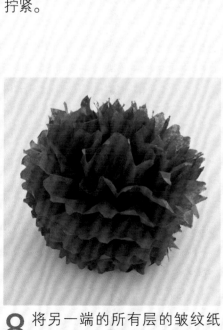

8 将另一端的所有层的皱纹纸全部拉出，直到形成球形。

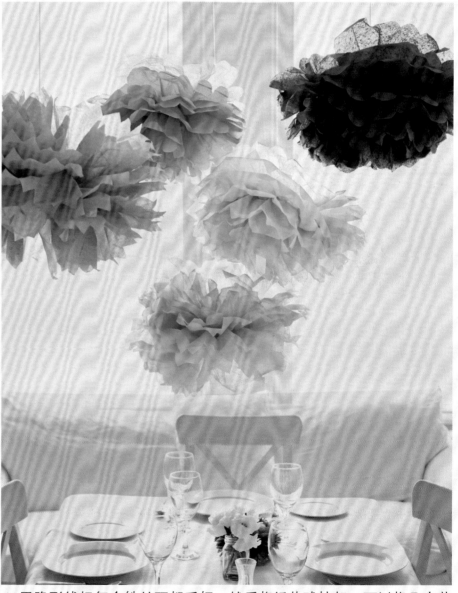

▲ 用隐形线把每个铁丝环都系好，然后将纸花球挂起。可以将几个花球用不同长度的隐形线组合起来，这样显得更加漂亮。

制作记忆标签和标识

制作专属于自己的标签和标识可以弥补记忆力的问题，帮助你尽可能长久地保持独立。

如何完成

首先，确定在寻找或者回忆时令你感到沮丧的物品或者日常活动。和家人讨论可能有帮助。

■ 思考每个标签或者标识的摆放位置，使它们既可以被看到，又不会妨碍门或抽屉的开和关。

■ 标签上简单写明器具（如洗衣机）的使用方法，将会帮助你长久安全地使用它们。

■ 不要制作太多的标签，这样会降低你对它们的关注度。

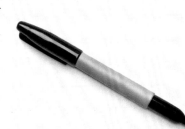

▲ 用粗的黑笔给箭头填色，或者用黑色粗体字写下关键词或者某一活动的基本步骤。

要点

✓ 温和的活动

✓ 1人

✓ 自理活动/生产活动

✓ 灵活的时间安排

✓ 容易

! 可能涉及剪刀的使用

这个活动的作用

制作标签和记忆卡等可以令你感觉有能力，因为它们有助于你维持独立。

· 标识通过视觉提示每一扇关着的门背后是什么，有助于你在家里或周围的定向。

· 部分因记忆问题而导致的沮丧感被缓和，有利于自信和康健。

· 视觉提醒可以提示长期程序记忆，有助于启动任务。

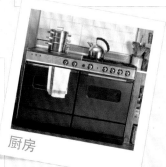

厨房

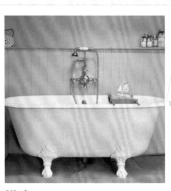

浴室

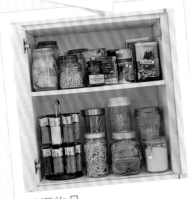

壁橱物品

话题讨论

你想做什么样的标识？

考虑一下，一个袖珍的、可放于口袋里的提示卡是否会帮到你？例如当你外出时，一个写了你家庭住址或者联系电话的记忆卡

▲ 可以在家中使用记忆标签和标识来提醒你房间或者东西的位置，以及东西的基本说明。

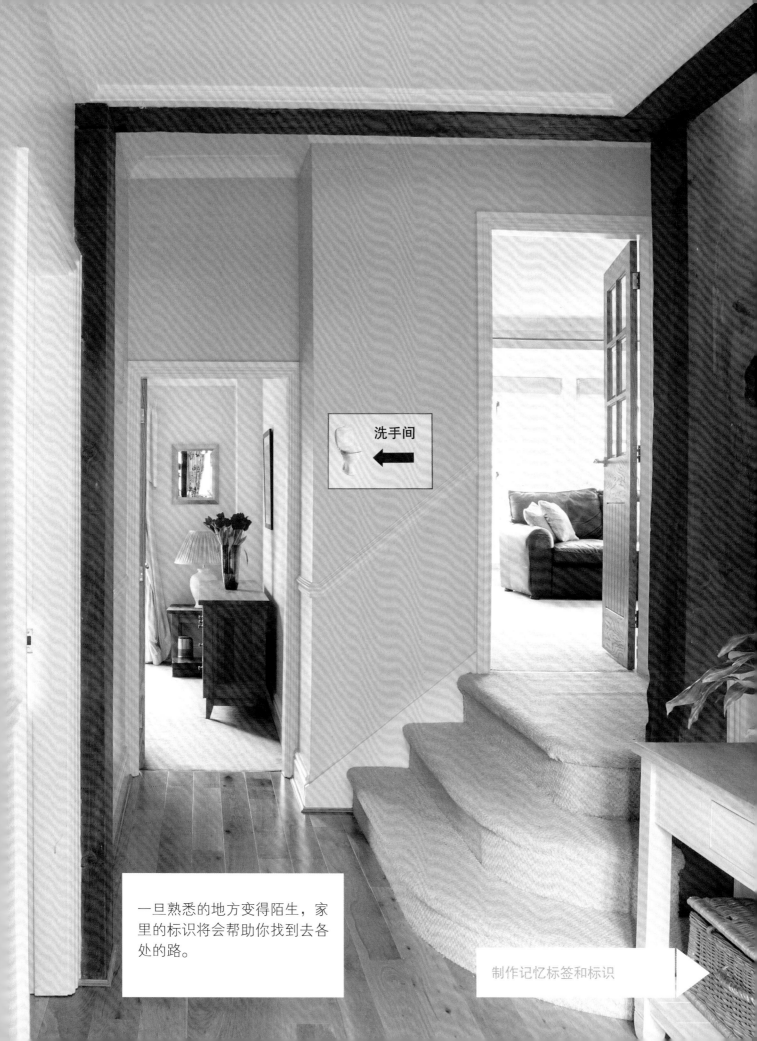

洗手间 ←

一旦熟悉的地方变得陌生，家里的标识将会帮助你找到去各处的路。

制作记忆标签和标识 →

列出清单

在制作标签或标识之前，列出你认为可能需要提醒的所有事情或说明。考虑给橱柜门和抽屉贴上标签，提醒你里面是什么。也可以制作标签来提醒你每次出门时需要带的物品。

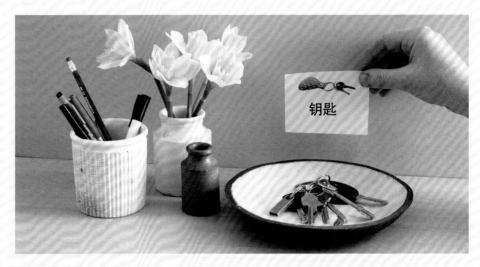

▲ 如果你总是把钥匙到处乱放，制作一个标识来提醒你每次把钥匙放在同一个地方。

制作记忆标签

每个记忆标签必须比贴标签的表面更突出。暗淡的表面使用颜色鲜艳的卡片或标签，深色表面使用白色卡片或标签。如果你正在制作说明，可以考虑做好后卡片将放在哪里。

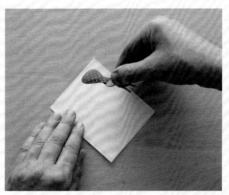

1 找到你想要标示的物品的图片，将图片剪下粘贴在卡片或者标签贴上。

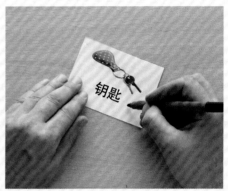

2 使用黑笔在标签上写下你想记住的物品的名称。

工具和材料
- 打印的图片或杂志
- 剪刀
- 白色或者彩色卡片，或者大的标签贴
- 环保白胶（PVA）
- 粗头黑笔
- 压膜机（可选用）
- 泡棉双面胶

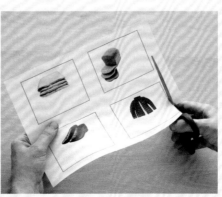

3 可以选择在电脑上设计自己的标签，然后打印出来。将标签剪下来粘贴在卡片上。

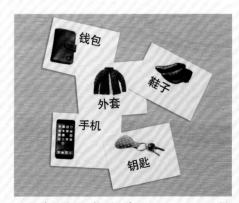

4 标签制作完毕之后，可以给标签压膜以保持清洁，或者把它们贴到相应的地方。

制作记忆标识

在墙上制作有箭头的标识代表前进，或者在门上制作没有箭头的标识。你还可以把从每个房间拍摄的熟悉物品的照片打印出来，大小约为A5尺寸，这些熟悉的物品或许对你有帮助。压膜以保持清洁。

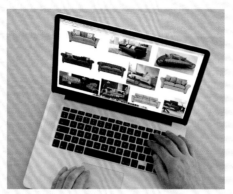

1 在杂志或网络上寻找可以表现你家里每个房间特征的图片。

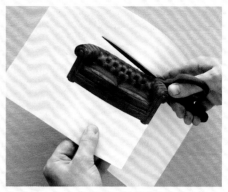

2 例如，沙发可以代表客厅，炊具可以代表厨房。将图片剪下来。

工具和材料

- 杂志
- 照相机或智能手机
- 连接打印机的电脑
- 剪刀
- A4纸大小的彩色卡片（黄色较好）
- 粗的黑笔
- 环保白胶（PVA）
- 压膜机（可选用）
- 泡棉双面胶

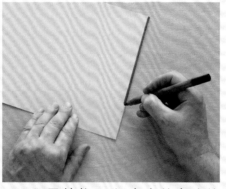

3 用黑笔将A4纸大小的卡片的边缘描黑，纸张横向放置。

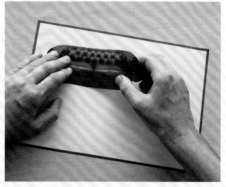

4 每一张A4纸大小的卡片上粘贴一张图片，图片的下方留出空白来写文字和画箭头（如果需要）。

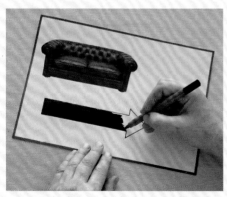

5 添加指向正确方向的箭头，然后写下指向的地方的名称。

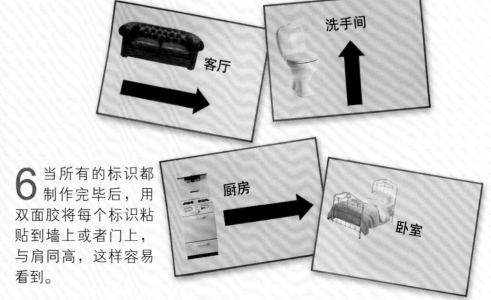

6 当所有的标识都制作完毕后，用双面胶将每个标识粘贴到墙上或者门上，与肩同高，这样容易看到。

坚持亲自下厨

无论你觉得烹饪、准备和提供食物是一件苦差还是乐事，继续运用你的技能都是有好处的。它将帮助你在日常生活中感到自己是个有用的人。

如何完成

你可能会发现自己的口味变了，所以现在是时候尝试新的口味了。如果事情变得更加困难，以下的办法可以简化烹饪。

■ 写下如何烹饪家人最喜欢的菜品，或者从烹饪书或网上找到简单的食谱。

■ 购买冷冻、罐装或已经处理好的食材，或者购买现成的餐食来代替准备新鲜的食材。

■ 一次只专注一件事，这样任务就不会变得太过困难。

■ 你可能想要重新制作可以回味过去的假期或特殊场合的菜肴。

要点

✓ 活跃性活动

✓ 1人或多人

✓ 自理活动/生产活动

✓ 灵活的时间安排

✓ 难度可调整

! 注意不确定的安全问题

这个活动的作用

参与准备食物会刺激你所有的感官，视、触、嗅和品尝食物——甚至听到食物在锅里的咝咝声——都可以增强食欲。

· 你会用到认知技能，如专注力、安排次序和问题解决能力，来选择做什么，计划并准备膳食。

· 使用程序记忆重新创建最喜欢的食谱。

· 用食物庆祝特殊事件可以触发你的情绪记忆。

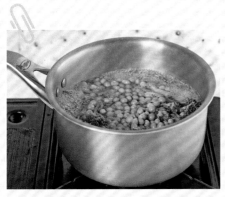

热的食物
注意安全问题：如果你有视力或者手眼协调方面的困难，在端热食时要小心。

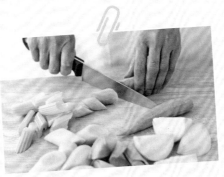

分担工作
如果你不想独自烹饪，可以帮忙削土豆皮、搅拌鸡蛋或者切菜等。

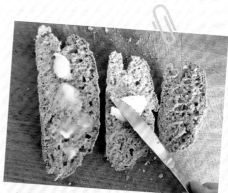

简单的任务
只要你可以，继续制作简单的零食和饮料，如做三明治和给面包涂黄油。

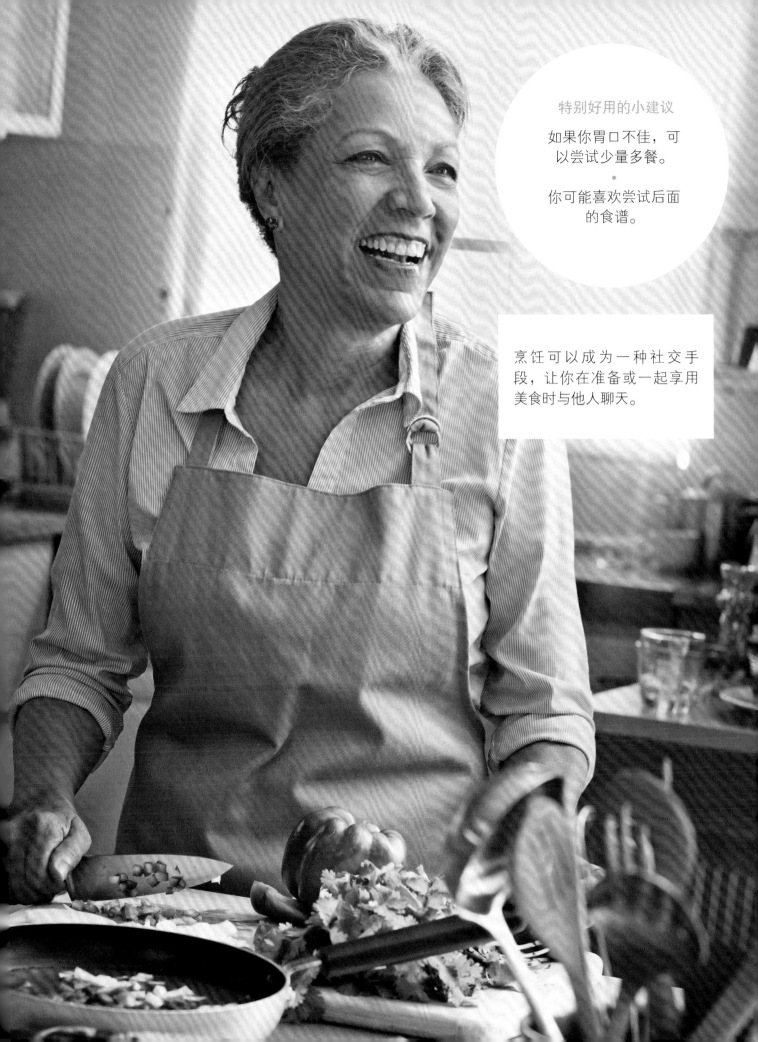

特别好用的小建议

如果你胃口不佳，可以尝试少量多餐。

你可能喜欢尝试后面的食谱。

烹饪可以成为一种社交手段，让你在准备或一起享用美食时与他人聊天。

健康沙拉

能够做些清淡的小吃和膳食，有助于保持你的独立性。健康沙拉制作起来简易快捷。

如何完成

沙拉或简单或精致繁复，你可以随意制作。因此，选择一种符合自己能力的食谱去制作。

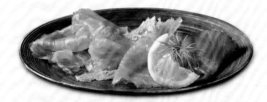

▲ 为了吃得更丰富，你可以在沙拉中加一些冷餐肉、熏鱼或者罐头鱼。

■ 用一些做沙拉的菜叶子，加上西红柿和黄瓜，以及你最喜欢的沙拉酱，做一个简单的沙拉。

■ 试着加入一些切碎的生蔬菜，比如胡萝卜丁和切成片的青椒和洋葱。

■ 在现成的沙拉中加入食材会更容易。

▶ 有很多沙拉食谱可以尝试，也可以用你最喜欢的蔬菜做最符合你口味的沙拉。

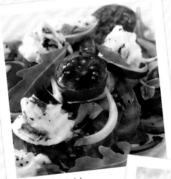

西红柿沙拉

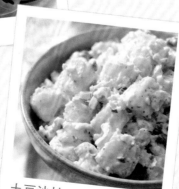

土豆沙拉

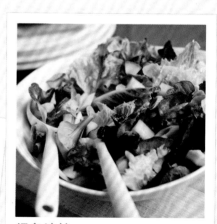

绿色沙拉

话题讨论

哪一种酱最好？沙拉酱、蛋黄酱还是法式酱？

·

你喜欢还是讨厌沙拉？

·

你尝试过种植做沙拉用的蔬菜吗？

要点

✓ 温和的活动

✓ 1人

✓ 自理活动/生产活动

✓ 20~30分钟

✓ 容易

! 涉及使用锋利的刀具以及其他烹调用具

这个活动的作用

制作沙拉有助于你保持均衡饮食，有益于整体健康。

· 即使是制作一盆简单的沙拉，也能锻炼到计划、组织、安排次序、专注力以及启动和完成任务方面的认知技能。

· 选择喜欢的食材或者体验新口味，有助于训练决策和选择能力。

· 在厨房的活动，有助于保持你的移动能力和柔韧性。削皮、切菜和准备沙拉需要用到精细运动技能。

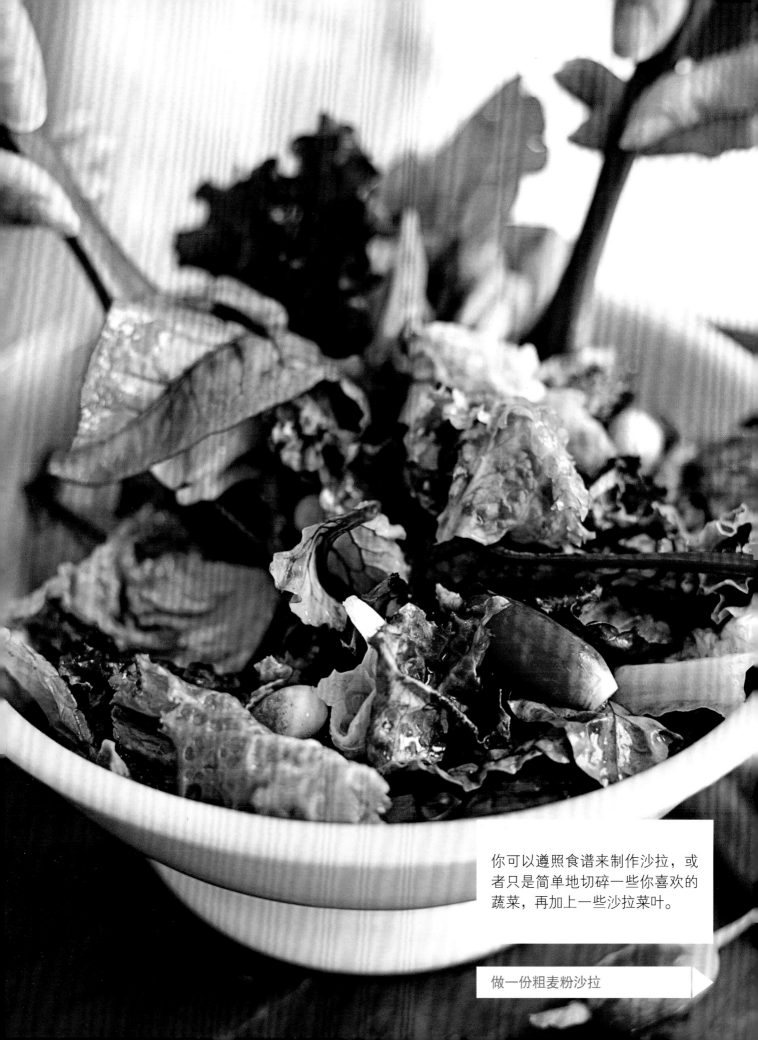

你可以遵照食谱来制作沙拉，或者只是简单地切碎一些你喜欢的蔬菜，再加上一些沙拉菜叶。

做一份粗麦粉沙拉

做一份粗麦粉沙拉

像这样的沙拉，配上意大利面、米饭、粗麦粉（couscous）或者其他谷物类食物，就可以当作一顿饱腹的餐食了。如果你不喜欢羊乳酪，可以尝试其他品种的乳酪。可以尝试不同口味的沙拉，为什么不试一下在粗麦粉中加入你喜欢的沙拉食材？制作蔬菜浓汤最简单的方法便是将蔬菜浓汤块加入热水：按照包装袋上的说明来完成。这份沙拉可供4个人食用且制作仅需20分钟。

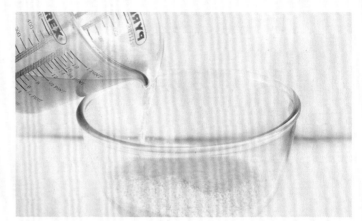

1 准备300毫升热蔬菜浓汤。把粗麦粉放在一个大碗里，往里面倒上热蔬菜浓汤。

工具

- 3个碗
- 量杯
- 叉子
- 切菜板
- 刀
- 茶匙
- 木勺
- 刨丝器或柠檬刨皮器
- 柠檬榨汁器

材料

- 300毫升热蔬菜浓汤
- 200克粗麦粉
- 250克樱桃小番茄
- 小红洋葱
- 半根黄瓜
- 中等大小的石榴（或2包去皮的石榴籽）
- 1个柠檬
- 2勺橄榄油
- 200克羊乳酪，切碎
- 一大把新鲜薄荷叶，切碎

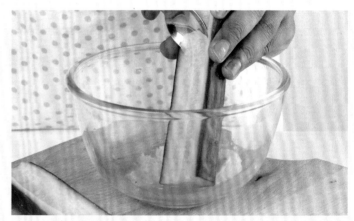

4 把黄瓜纵向切成两半，用茶匙把黄瓜籽刨出来，丢掉。之后将黄瓜切丁备用。

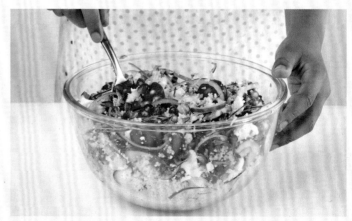

7 把柠檬汁、柠檬皮末儿、橄榄油倒在粗麦粉中一起搅拌。然后加上其他所有的食材拌匀。

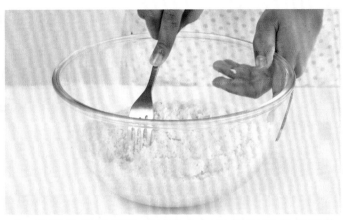

2 用叉子把粗麦粉搅拌均匀，让粗麦粉充分吸收浓汤（大概5分钟）。之后放凉备用。

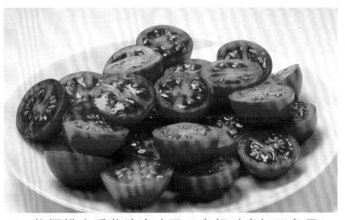

3 将樱桃小番茄洗净晾干，全部对半切开备用。把洋葱去皮切成两半，之后再切成薄片。

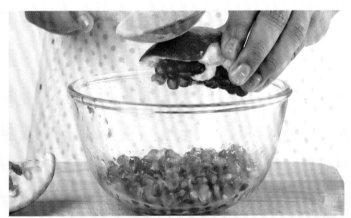

5 把石榴切成两半。将石榴置于碗上，用木勺敲击石榴，让石榴籽落到碗里。

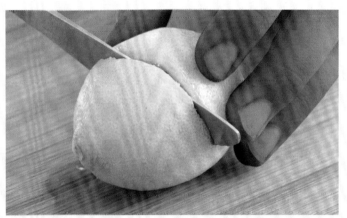

6 用刨丝器或刨皮器把柠檬皮刨成细末儿。把柠檬切成两半然后榨汁备用。

◀ 即刻食用，或者放在冰箱里晚点吃，或者贴上制作日期并在两天之内吃完。

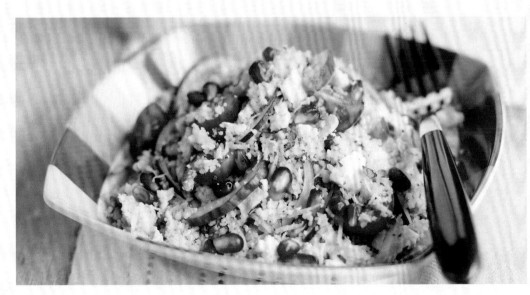

制作甜点

制作甜点是一个很有趣的烹饪活动。有很多快速、简单的甜点制作方法。你可以做来自己吃、当礼物送给朋友，也可以用于慈善义卖。

如何完成

在开始之前，应该准备好所有需要的物品，例如材料和厨具。

■ 收拾好工作台面，你可能更喜欢坐在桌子旁边制作而不是站在工作台边。

■ 将所有的材料称重，并分开装在不同的碗里。

■ 你可以同家里的年轻一辈一起做甜点，并传授你的烹饪秘诀。

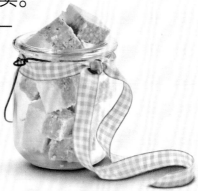

▲ 将自制的甜点放在玻璃瓶里，并系上彩色的丝带，做成一份漂亮的礼物。

要点

✓ 温和的活动

✓ 1人或2人

✓ 生产活动

✓ 灵活的时间安排

✓ 难度可调整

! 可能涉及使用刀、剪、烤箱，以及热的食物例如熔化的巧克力

这个活动的作用

这项活动可以改善你的灵活性，同时给你成就感，提高你的自信心和自尊心。

· 遵循食谱制作要用到计划、计算重量以及安排次序这些认知技能。

· 如果这是一项你熟悉的活动，还会用到程序记忆。

· 烹饪会刺激触觉和嗅觉——引起情绪反应和触发记忆最强大的感觉。

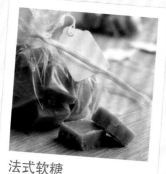

法式软糖

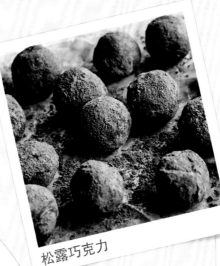

松露巧克力

◀ 不管你是新手还是经常享受烘焙乐趣，做甜点最开心的部分是品尝它们。

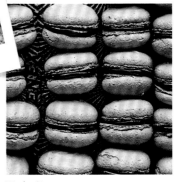

马卡龙

话题讨论

你最喜欢的甜点是什么？

·

你之前做过什么甜点？

·

你喜欢甜的还是咸的食物？

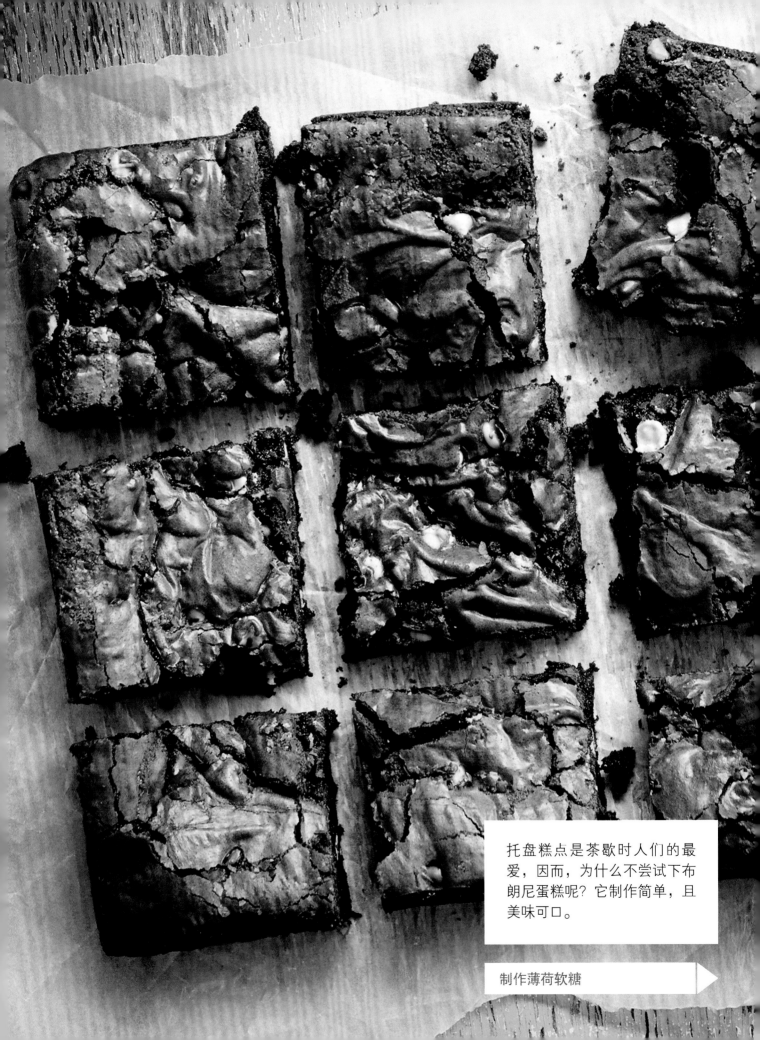

托盘糕点是茶歇时人们的最爱，因而，为什么不尝试下布朗尼蛋糕呢？它制作简单，且美味可口。

制作薄荷软糖 ▶

纯薄荷软糖

如果你不想像这个做法一样使用热巧克力，就把甜点简单地做成纯薄荷软糖好了。你可以使用不同颜色的食用色素，来制作各种颜色的薄荷软糖。

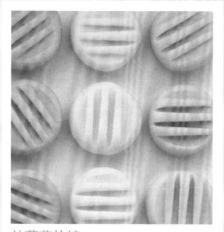
纯薄荷软糖

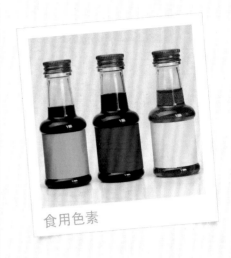
食用色素

制作薄荷软糖

这个做法简单易学，而且可以做出可口的甜点。用时20~30分钟，可以制作大概60个薄荷软糖。因此会有很多个步骤，要仔细遵循制作说明。

工具

- 筛子
- 大搅拌碗
- 金属汤匙
- 平板烤盘
- 烘焙纸
- 擀面杖
- 直径5厘米的圆形饼干模
- 耐热的碗
- 耐热的铲子

- 平底锅

材料

- 450克以上的糖霜
- 120毫升甜炼乳
- 3滴薄荷香精
- 3滴绿色食用色素
- 150克纯巧克力

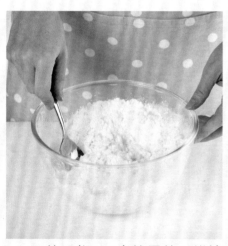

1 用筛子将450克糖霜筛入搅拌碗中，加入甜炼乳，用金属汤匙搅拌直到混合物变脆。

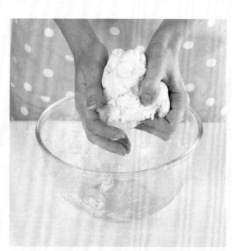

2 加入3滴薄荷香精和3滴食用色素，注意不要加多了。揉搓混合物，直到质地变顺滑、变硬。

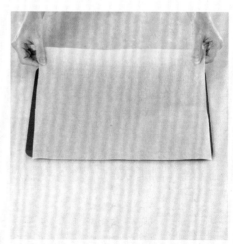

3 将烘焙纸铺在烤盘上。在工作台上筛上一层薄薄的糖霜。

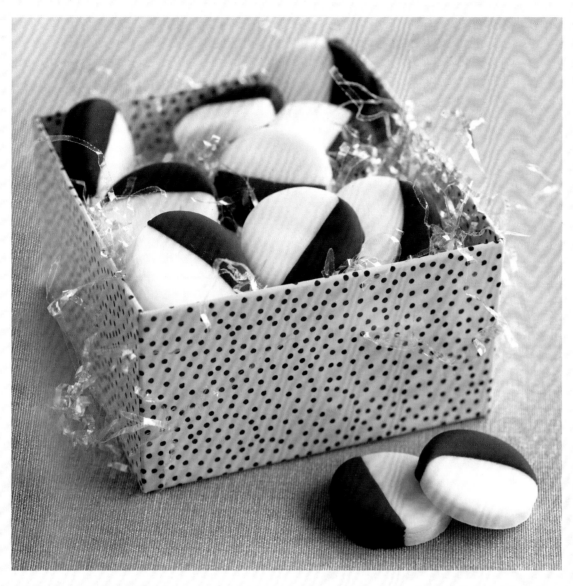

◀ 如果把这些薄荷软糖当成礼物送给别人，可以在盒子里面放一些干净的玻璃纸防止弄碎它们。

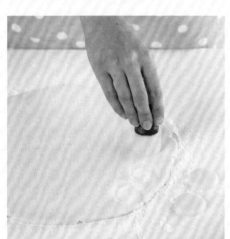

4 将混合物擀成大约5毫米厚的薄片。用饼干模从混合物上压出圆片，并把它们放在烘焙纸上晾干。

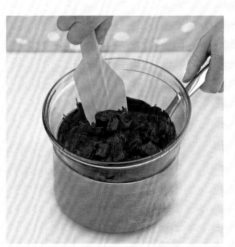

5 将巧克力放在耐热的碗里搅碎。拿出一个平底锅，烧好水，把装巧克力的碗放在平底锅里，让巧克力熔化。

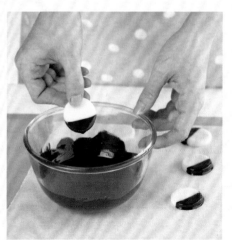

6 把盛有巧克力的碗从平底锅中拿出来，把每一个圆片蘸一半的热巧克力之后放在烘焙纸上。

致谢

英国DK出版公司感谢斯莱特·玛利给予的帮助和编织方面的专业建议，以及金迪夫提供的额外摄影作品。

作者的致谢

衷心感谢本书撰写过程中给予我帮助的所有人。感谢我的丈夫丹以及美丽的女儿艾米莉和艾斯米，感谢他们的支持和耐心。感谢陪我走过每一步的父母。感谢我的朋友哈泽尔、凯琳、凯伦和格温，他们让我有勇气挨过艰难的时刻继续前行。感谢对我施以援手的编辑安丽丝以及多林·金德斯利出版公司的所有团队，谢谢你们的信任。感谢所有失智症患者及其照顾者，包括笛普（DEEP）网络的成员以及健康和社会照护专业人士提供的宝贵反馈。没有你们，我将无法完成本书的出版。

出版公司衷心感谢授权使用其照片的以下人士：

（缩略标识：a—上，b—下／底，c—中心，f—远，l—左，r—右，t—顶）

5 Getty Images: Frank Gaglione (tc). 6 Getty Images: Amit Somvanshi (bl). iStockphoto.com: Kali9 (br). 7 Getty Images: Don Mason (br); Klaus Tiedge (bl); Ariel Skelley (cb). 10 123RF.com: 3ddock (clb); Pixelrobot (fclb); Maxim Kazmin (crb, fcrb). 11 Dorling Kindersley: NASA (cla). Getty Images: Popperfoto (tc); Voisin (cr); Tetra Images (cb, clb). 13 Science Photo Library: Alfred Pasieka (crb). 14 Dreamstime.com: Aleksey Boldin (cr). 15 Getty Images: Ariel Skelley (b). 16 Dreamstime.com: Ljupco (cl). iStockphoto.com: Kali9 (br). 17 Getty Images: Rana Faure / Corbis / VCG (t). 18 Alamy Stock Photo: Sean Prior (clb). Dreamstime.com: Denis Fefilov (cra). Getty Images: Media for Medical (crb). 19 123RF.com: Voravan Phalasin (r). Alamy Stock Photo: Image Source Plus (bl). 20 iStockphoto.com: FredFroese (bl). 21 Alamy Stock Photo: Image Source (cr). 22 Getty Images: Image Source (br). 23 Getty Images: Cultura RM Exclusive / yellowdog (br); Steve Mason (tr). 26 123RF.com: Wavebreak Media Ltd (bc). Depositphotos Inc: Gvictoria (ca). Getty Images: Hero Images (crb); David Sacks (c). 27 iStockphoto.com: Ferrantraite. 28 Depositphotos Inc: Monkeybusiness (bl). Dreamstime.com: Dennis Van De Water / Dennisvdwater (cb). iStockphoto.com: MarioGuti (br). 29 Depositphotos Inc: Nullplus. 30 Alamy Stock Photo: Doc-Stock (cb). Dreamstime.com: Tombaky (bl). Getty Images: Jupiterimages (br); Tetra Images (ca). 31 Getty Images: Steve Mason. 32 Getty Images: Lisa Blumenfeld / Staff (tr); George Tiedemann (bl); Marcus Brandt / Staff (br). 33 Getty Images: David Cannon (br); Universal (tl); Rolls Press / Popperfoto (tr); Bob Martin / Staff (bl). 34 Dreamstime.com: Julián Rovagnati / Erdosain (ca). Getty Images: Peter Muller (bl). iStockphoto.com: Csondy (br); Photoevent (bc). 35 Getty Images: Jetta Productions (bc); SelectStock (t); Rolfo (bl). 36 Depositphotos Inc: Goodluz (br). Dreamstime.com: Kanjanee Chaisin (cb). iStockphoto.com: Gilaxia (clb). 37 Getty Images: Jose Luis Pelaez Inc. 40 Alamy Stock Photo: Jozef Polc (cb). Getty Images: Rosmarie Wirz (crb). iStockphoto.com: Adamkaz (br). 41 Dreamstime.com: Bennymarty. 42 Getty Images: Thinkstock (bc). 43 Getty Images: Echo. 44 Getty Images: Aluma Images (bc); Michael Kirby / EyeEm (br); Kathy Collins (bl). 45 Getty Images: Guido Cozzi / Atlantide Phototravel. 46 Getty Images: Marc Romanelli (br). 47 Getty Images: Andrew Peacock (bl). 48

Getty Images: Cultura RM Exclusive / yellowdog (crb). iStockphoto.com: AzmanJaka (cb). 49 Getty Images: ML Harris. 50 123RF.com: Dmitriy Shironosov (br). Getty Images: Klaus Vedfelt (c). 51 123RF.com: Auremar (br). Alamy Stock Photo: LJSphotography (bl). Getty Images: Image Source (t); Betsie Van Der Meer (bc). 52 Getty Images: Horst P. Horst (r). 53 Getty Images: Nick Dolding (bl); Popperfoto (tl); Gems (tr); Paul Harris (br). 54 Dreamstime.com: Monkey Business Images (clb). Getty Images: Daqiao Photography (crb); Richard Maschmeyer (cb); David Sacks (br). 55 Getty Images: Billy Stock / Robertharding. 56 iStockphoto.com: Malerapaso (br); Mladn61 (bl). 57 Getty Images: 709122029 (bl). iStockphoto.com: Venakr (t); skodonnell (bc). 59 iStockphoto.com: AleksandarNakic. 61 Dorling Kindersley: Matthew Ward (b). 62 123RF.com: Weerapat Wattanapichayakul (clb). Getty Images: Kim Sayer (br). 63 Getty Images: Ron Sutherland. 64 Getty Images: Mark Turner (br). 65 Alamy Stock Photo: Clare Gainey (bc); Dave Zubraski (t). Dorling Kindersley: Mark Winwood / RHS Wisley (bl). 66 Dreamstime.com: Tracy Decourcy (ca). 67 Dreamstime.com: Aliaksandr Mazurkevich. 70 iStockphoto.com: KenCanning. 71 Dreamstime.com: Romano Petešić / Shandor (ca). Getty Images: Brigitte Sporrer (bc). iStockphoto.com: Buburuzaproductions (crb). 72 Alamy Stock Photo: Deborah Vernon (bc). Dorling Kindersley: Fotolia: Thomas Dobner / Dual Aspect (ca). Getty Images: Andrew Howe (clb). iStockphoto.com: Cisilya (crb). 74 Getty Images: Itsabreeze Photography (tc). 82 iStockphoto.com: Eclipse_Images. 83 iStockphoto.com: Catscandotcom (clb). iStockphoto.com: Daniel Ingold (c). iStockphoto.com: Catscandotcom (bl); Ugurhan (br). 85 Depositphotos Inc: Syda_Productions (br). Getty Images: Hill Street Studios (t). iStockphoto.com: Shironosov (bc). 86 Alamy Stock Photo: Juice Images (cb). Dreamstime.com: Ovydyborets (crb/Background). iStockphoto.com: Leremy (crb). 88 iStockphoto.com: Whitemay (br). 89 Getty Images: Laurie Rubin (bc). iStockphoto.com: JohnGollop (bl); Wragg (t). 90 Getty Images: H. Armstrong Roberts / ClassicStock (clb); Jeff Greenberg (fclb); Education Images (fcrb); David Redfern / Staff (crb). 91 iStockphoto.com: Fstop123. 92 Dreamstime.com: Ian Poole / Ianpoole (c). 93 Dreamstime.com: Manaemedia / iPhone® is a trademark of Apple Inc., registered in the U.S. and other countries. (br). 94 Getty Images: Ryan Etter (bc); Chris Tobin (br). iStockphoto.com: Antonio D'Albore (ca). 95 Dorling Kindersley: Ruth Jenkinson / Ruth Jenkinson Photography (t). Getty Images: Images by Fabio (bl). iStockphoto.com: Leezsnow (bc). 96 Depositphotos Inc: lsantilli (bl). Dreamstime.com: Goir (bc). iStockphoto.com: Didecs (br). 98 Alamy Stock Photo: Granger Historical Picture Archive (br); Robertharding (clb). Getty Images: Bettmann (c). 99 Getty Images: Movie Poster Image Art. 101 Getty Images: ATU Images (br). 104 Getty Images: Merten Snijders (bc); Terry Vine (clb). Rex by Shutterstock: Hans Von Nolde / AP (br). 105 Alamy Stock Photo: Everett Collection Inc. 106 Getty Images: Richard E. Aaron (clb); Digital Vision (cb); Jack Vartoogian (bc); Paul Popper / Popperfoto (br). 107 Dreamstime.com: Volodymyr Shevchuk. 108-109 Alamy Stock Photo: World History Archive. 110-111 iStockphoto.com: RG-vc (b). 111 Getty Images: Nick Dolding (tr). iStockphoto.com: FangXiaNuo (t). 112 Getty Images: BJI / Blue Jean Images (br); Blend Images - KidStock (clb); Jose Luis Pelaez Inc (cb). 113 Getty Images: Sunset Boulevard. 114 Alamy Stock Photo: Pictorial Press Ltd (crb). Getty Images: Constance Bannister Corp (bc); Lambert (fclb). iStockphoto.com: Cclickclick (clb). 115 Dreamstime.com: Alextan8 (l). Getty Images: Peter Dazeley (bl). iStockphoto.com: Allanswart (cb); FireAtDusk (cra). 116 Getty Images: Imagenavi (ca); Mary Smyth (br). iStockphoto.com: J-Elgaard (cb); Sutteerug (bc). 117 Getty Images: Sappington Todd. 120

Alamy Stock Photo: Zoonar GmbH (c). iStockphoto.com: Ermingut (ca). 122 Dreamstime.com: Epicstock (bl); Melinda Nagy / Melis (br). Getty Images: Thomas Imo (clb). iStockphoto.com: PamelaJoeMcFarlane (bc). 124 Getty Images: Michelle Arnold / EyeEm (fclb); Dimitri Otis (crb). 125 Getty Images: Frank Gaglione. 126 123RF. com: Siraphol (bc). 127 Depositphotos Inc: Ssuaphoto. 128 Alamy Stock Photo: Juice Images (crb). Getty Images: Stockbyte (ca). iStockphoto.com: Joas (cb). 129 iStockphoto. com: Nano. 130 Dreamstime.com: Yuliya Ermakova / Julialine (fclb). Getty Images: Michael Dunning (br). iStockphoto.com: AMR Image (cb); Bhofack2 (bc). 131 Dorling Kindersley: Dave King / The Science Museum, London (clb). Dreamstime.com: Assoonas (c). 132-133 Dorling Kindersley: NASA. 134 Depositphotos Inc: Ajafoto (ca). Getty Images: Peter Dazeley (bc). iStockphoto.com: Franckreporter (crb); Sorastock (cb). 135 iStockphoto.com: Bauhaus1000. 136 123RF.com: Stylephotographs (bl). Dreamstime.com: Valeriia Samarkina (br). Getty Images: Lee Dawkins / EyeEm (bc). 137 Alamy Stock Photo: Nutmeg Photos, LLC (t). Dorling Kindersley: E.J. Peiker (cb). Dreamstime.com: Nomadimages (bc/Multiple Images); Rhallam (bc). Getty Images: Vince Talotta (br). iStockphoto.com: Hillwoman2 (bl). 138 Alamy Stock Photo: PhotoStock-Israel (ca). Dreamstime.com: Adam88x (bl). 139 iStockphoto.com: Lisegagne. 140 Dorling Kindersley: Barnabas Kindersley (cra). Dreamstime.com: Yuri Yavnik / Yoriy (crb). 140-141 Dreamstime.com: Pixattitude. 141 Dreamstime.com: Sorin Colac (clb); Jarnogz (cra). 142 Getty Images: Dimitri Otis (crb); Tooga (cb). 143 123RF.com: Andriy Popov (bc). iStockphoto.com: Diego_cervo (t); Submethod (bl); Lebazele (br). 144 123RF.com: Robinsphoto (bl). Alamy Stock Photo: Wavebreak Media (br). 145 Alamy Stock Photo: Asia Images Group Pte Ltd. 146 Dorling Kindersley: Matthew Ward / Owned by Ian Shanks of Northamptonshire (cb). Dreamstime. com: Neophuket (br). 152 Alamy Stock Photo: Wavebreak Media ltd (bc); Edward Westmacott / Stockimo (br). 153 Alamy Stock Photo: Lev Dolgachov (br); Zoonar GmbH (bl). iStockphoto.com: ChristiLaLiberte (t). 158 Dreamstime.com: Hywit Dimyadi / Photosoup (tr). 159 Dreamstime.com: Hywit Dimyadi / Photosoup (tl, tc, tr); Torsakarin (tr/Background). 161 iStockphoto.com: Davincidig (br); Petekarici (bl); Wavebreakmedia (bc). 164-165 Bridgeman Images: A Sunday on La Grande Jatte, 1884-86 (oil on canvas) , Seurat, Georges Pierre (1859-91) / The Art Institute of Chicago, IL, USA / Helen Birch Bartlett Memorial Collection. 167 iStockphoto. com: Bloodlinewolf. 174 Dorling Kindersley: Gary Ombler / J J Guitars (bl). Getty Images: Enrique Ramos López / EyeEm (crb). 175 iStockphoto.com: Zoran Zeremski. 176 Getty Images: MOAimage (br). 180 iStockphoto.com: Ullstein bild. 183 Dreamstime.com: 7191052k (bc). Getty Images: Ashley Cooper (br); Rae Russel (br). 184 Getty Images: Rosemary Calvert (ca); (C) Maite Pons (cb). iStockphoto.com: DragonImages (bc). 185 iStockphoto.com: Mkovalevskaya. 188 Getty Images: Diane Macdonald (br). 189 Getty Images: Westend61. 192 Alamy Stock Photo: Studiomode (br). 193 iStockphoto.com: Clark_Fang. 194 iStockphoto.com: Ramajoo (bc). 199 Dreamstime.com: Fuzzbass (cra). 200 Getty Images: Eddy Zecchinon / EyeEm (br). iStockphoto. com: Bonchan (bc). 201 Getty Images: Cultura RM Exclusive / Flynn Larsen (bl); Maria Fuchs (t); Juliette Wade (br). 204 iStockphoto.com: DNY59 (ca). 205 Getty Images: Roy Mehta. 208 Getty Images: Doerte Siebke / EyeEm (br). 209 Getty Images: Jose Luis Pelaez Inc. 210 Getty Images: Diana Miller (ca). 211 Getty Images: James Baigrie.

All other images © Dorling Kindersley
For further information see:
www.dkimages.com